专家与您面对面

# 功能失调性子宫出血

主编／白秀萍 谢素萍 江 莉

中国医药科技出版社

**图书在版编目（CIP）数据**

功能失调性子宫出血 / 白秀萍，谢素萍，江莉主编 . -- 北京：中国医药科技出版社，2016.1

（专家与您面对面）

ISBN 978-7-5067-7840-4

Ⅰ. ①功… Ⅱ. ①白… ②谢… ③江… Ⅲ. ①功能失调性子宫出血 – 防治 Ⅳ. ① R711.52

中国版本图书馆 CIP 数据核字 (2015) 第 239300 号

## 专家与您面对面——功能失调性子宫出血

**美术编辑** 陈君杞

**版式设计** 大隐设计

出版 中国医药科技出版社

地址 北京市海淀区文慧园北路甲 22 号

邮编 100082

电话 发行：010-62227427 邮购：010-62236938

网址 www.cmstp.com

规格 $880 \times 1230$mm $^1/_{32}$

印张 $4\,^5/_8$

字数 73 千字

版次 2016 年 1 月第 1 版

印次 2016 年 1 月第 1 次印刷

印刷 北京九天众诚印刷有限公司

经销 全国各地新华书店

书号 ISBN 978-7-5067-7840-4

定价 19.80 元

本社图书如存在印装质量问题请与本社联系调换

## 内容提要

功能失调性子宫出血怎么防？怎么治？本书从"未病先防，既病防变"的理念出发，分别从基础知识、发病信号、鉴别诊断、综合治疗、康复调养和预防保健六个方面进行介绍，告诉您关于功能失调性子宫出血您需要知道的有多少，您能做的有哪些。

阅读本书，让您在全面了解功能失调性子宫出血的基础上，能正确应对功能失调性子宫出血的"防"与"治"。本书适合功能失调性子宫出血患者及家属阅读参考，凡患者或家属可能存在的疑问，都能找到解答，带着问题找答案，犹如专家与您面对面。

# 专家与您面对面

## 丛书编委会（按姓氏笔画排序）

## 前言

"健康是福"已经是人尽皆知的道理。有了健康，才有事业，才有未来，才有幸福；失去健康，就失去一切。那么什么是健康？健康包含三个方面的内容，身体好，没有疾病，即生理健康；心理平衡，始终保持良好的心理状态，即心理健康；个人和社会相协调，即社会适应能力强。健康不应以治病为本，因为治病花钱受罪，事倍功半，是下策。健康应以养生预防为本，省钱省力，事半功倍，乃是上策。

然而，污染的空气、恶化的水源、生活的压力等等，来自现实社会对健康的威胁却越来越令人担忧。没病之前，不知道如何保养，一旦患病，又不知道如何就医。基于这种现状，我们从"未病先防，既病防变"的理念出发，邀请众多医学专家编写了这套丛书。丛书本着一切为了健康的目标，遵循科学性、权威性、实用性、普及性的原则，简明扼要地介绍了 100 种疾病。旨在提高全民族的健康与身体素质，消除医学知识的不对等，把健康知识送到每一个家庭，帮助大家实现身心健康的理想。本套丛书的章节结构如下。

第一章 疾病扫盲——若想健康身体好，基础知识须知道；

第二章 发病信号——疾病总会露马脚，练就慧眼早明了；

第三章 诊断须知——确诊病症下对药，必要检查不可少；

第四章 治疗疾病——合理用药很重要，综合治疗效果好；

第五章 康复调养——三分治疗七分养，自我保健恢复早；

第六章 预防保健——运动饮食习惯好，远离疾病活到老。

按照以上结构，作者根据在临床工作中的实践体会，和就诊时患者经常提出的一些问题，对100种常见疾病做了系统的介绍，内容丰富，深入浅出，通俗易懂。通过阅读，能使读者在自己的努力下，进行自我保健，以增强体质，减少疾病；一旦患病，以利尽早发现，及时治疗，早日康复，将疾病带来的损害降至最低限度。一书在手，犹如请了一位与您面对面交谈的专家，可以随时为您答疑解惑。丛书不仅适合患者阅读，也适用于健康人群预防保健参考所需。限于水平与时间，不足之处在所难免，望广大读者批评、指正。

编者

2015 年 10 月

# 目录

## 第2章  发病信号
——疾病总会露马脚，练就慧眼早明了

## 第3章  诊断须知
——确诊病症下对药，必要检查不可少

## 第4章　治疗疾病
——合理用药很重要，综合治疗效果好

## 第5章　康复调养
——三分治疗七分养，自我保健恢复早

## 第6章　预防保健
——注重养护，远离疾病

第 1 章

# 疾病扫盲

## 若想健康身体好，基础知识须知道

## 女性外生殖器是如何构成的

女性生殖系统分为外生殖器和内生殖器。女性外生殖器又称外阴，指生殖器官的外露部分，包括两股内侧从耻骨联合到会阴之间的组织。

（1）阴阜：耻骨联合前方的皮肤隆起，皮下富有脂肪。青春期该部皮肤开始生长阴毛，分布呈尖端向下的三角形。阴毛的密度和色泽存在种族和个体差异。

（2）大阴唇：邻近两股内侧的一对纵长隆起的皮肤皱襞，起自阴阜，止于会阴。两侧大阴唇前端为子宫圆韧带终点，后端在会阴体前相融合，分别形成阴唇的前、后联合。大阴唇外侧面与皮肤相同，内有皮脂腺和汗腺，青春期长出阴毛；其内侧面皮肤湿润似黏膜。大阴唇皮下脂肪层含有丰富的血管、淋巴管和神经，受伤后易出血形成血肿。两侧大阴唇，未婚女性自然合拢；经产妇由于受分娩的影响向两侧分开；绝经后由于激素水平低呈萎缩状，阴毛稀少。

（3）小阴唇：位于大阴唇内侧的一对薄皱襞。表面湿润、色褐、无毛，富含神经末梢，故非常敏感。两侧小阴唇在前端相互融合，并分为前后两叶包绕阴蒂，前叶形成阴蒂包皮，后叶形成阴蒂系带。小阴唇后端与大阴唇后端相会合，在正中线形成阴唇系带。

（4）阴蒂：位于两小阴唇顶端的联合处，系与男性阴茎相似的海绵体组织，具有勃起性。它分为三部分，前端为阴蒂头，显露于外阴，富含神经末梢，极敏感；中为阴蒂体；后为两个阴蒂脚，附着于两侧耻骨支。

（5）阴道前庭：侧小阴唇之间的菱形区。其前为阴蒂，后为阴唇系带。在此区域内，前方有尿道外口，后方有阴道口，阴道口与阴唇系带之间有一浅窝，呈舟状窝（又称阴道前庭窝），经产妇因受分娩影响，此窝不复见。在此区域内尚有以下各部：

①前庭球：称球海绵体，位于前庭两侧，由具有勃起性的静脉丛构成，其前部与阴蒂相接，后部与前庭大腺相邻，表面被球海绵体肌覆盖。

②前庭大腺：称巴氏腺，位于大阴唇后部，被球海绵体肌覆盖，如黄豆大，左右各一。腺管细长（1～2cm），向内侧开口于前庭后方小阴唇与处女膜之间的沟内。性兴奋时分泌黏液起润滑作用。正常情况下不能触及此腺。若因腺管口闭塞，可形成囊肿或脓肿，则能看到或触及。

③尿道口：于阴蒂头后下方的前庭前部，略呈圆形。其后壁上有一对并列腺体称为尿道旁腺，其分泌物有润滑尿道口作用。此腺常有细菌潜伏。

④阴道口及处女膜：道口位于尿道口后方的前庭后部。其周缘覆有一层较薄的黏膜，称为处女膜。膜的两面均为鳞状上皮所覆盖，其间含有结缔组织、血管与神经末梢，有一孔，多在中央，孔的形状、大小及膜的厚薄因人而异。处女膜可在初次性交或剧烈运动时破裂，分娩时进一步破裂，产后仅留有处女膜痕。

## 女性内生殖器是如何构成的

女性内生殖器包括阴道、子宫、输卵管及卵巢，后二者合称子宫附件。

（1）阴道：性交器官，也是月经血排出及胎儿娩出的通道。位于真骨盆下部中央，呈上宽下窄的管道，前壁长 7 ~ 9cm，与膀胱和尿道相邻；后壁长 10 ~ 12cm，与直肠贴近。上端包绕宫颈，下端开口于阴道前庭后部。环绕宫颈周围的部分称阴道穹隆。按其位置分前、后、左、右 4 部分，其中后穹隆最深，与盆腔最低部位的直肠子宫陷凹紧密相邻，临床上可经此处穿刺或引流。

（2）子宫：子宫是有腔的肌性器官，呈前后略扁的倒置梨形，重约50g，长 7 ~ 8cm，宽 4 ~ 5cm，厚 2 ~ 3cm，宫腔容量约5ml。子宫上部较宽称宫体，其上端隆突部分称宫底，宫底两侧为宫角，与输卵管相通。子宫下部较窄呈圆柱状称宫颈。宫体与宫颈的比例因年龄而异，婴儿期为 1 ∶ 2，成年女性为 2 ∶ 1，老人为 1 ∶ 1。

宫腔为上宽下窄的三角形，两侧通输卵管，尖端朝下通宫颈管。在宫体与宫颈之间形成最狭窄的部分称子宫峡部，在非孕期长约 1cm，其上端因解剖上较狭窄，称解剖学内口；其下端因黏膜组织在此处由宫腔内膜转变为宫颈黏膜，称组织学内口。妊娠期子宫下部逐渐伸展变长，妊娠末期可达 7～10cm，形成子宫下段。宫颈内腔呈梭形称宫颈管，成年女性长 2.5～3.0cm，其下端称宫颈外口。宫颈下端伸入阴道内的部分称宫颈阴道部；在阴道以上的部分称宫颈阴道上部。未产妇的宫颈外口呈圆形；已产妇的宫颈外口受分娩影响形成横裂，而分为前唇和后唇。

子宫位于盆腔中央，膀胱与直肠之间，下端接阴道，两侧有输卵管和卵巢。当膀胱空虚时，成人子宫的正常位置呈轻度前倾前屈位，主要靠子宫韧带及盆骨底肌和筋膜的支托作用。正常情况下宫颈下端处于坐骨棘水平稍上方，低于此水平即为子宫脱垂。

（3）输卵管：为精子与卵子相遇受精的场所，也是向宫腔运送受精卵的通道。为一对细长而弯曲的肌性管道，位于阔韧带的上缘内 2/3 部，内侧与宫角相连通，外端游离，与卵巢接近。全长 8～14cm。根据输卵管的形态由内向外分为 4 部分：①间质部或称壁内部：为位于子宫壁内的部分，狭窄而短，长约1cm；②峡部：在间质部外侧，管腔较窄，长 2 ~ 3cm；③壶腹部：在峡部外侧，管腔较宽大，长5 ~ 8cm；④伞部：为输卵管的末端，长约 1 ~ 1.5cm，开口于腹腔，游离端呈漏斗状，有许多细长的指状突起称输卵管伞，有"拾卵"作用。

（4）卵巢：卵巢为一对扁椭圆形的性腺，具有产生卵子和激素的功能。卵巢的大小、形状随年龄而有差异。青春期前，卵巢表面光滑；青春期开始排卵后，表面逐渐凹凸不平。成年女性的卵巢约4cm×3cm×1cm，重5 ~ 6g，呈灰白色；绝经后卵巢萎缩变小变硬。卵巢位于输卵管的后下方，卵巢系膜连接于阔韧带后叶的部位有血管与神经出入卵巢称卵巢门。卵巢外侧以盆骨漏斗韧带连于骨盆壁，内侧以卵巢固有韧带与子宫相连。

卵巢表面无腹膜，由单层立方上皮覆盖称生发上皮。上皮的深面有一层致密纤维组织称卵巢白膜。再往内为卵巢实质，又分为皮质与髓质。皮质在外层，内有数以万计的始基卵泡及致密结缔组织；髓质在中央，无卵泡，含有疏松结缔组织及丰富的血管、神经、淋巴管以及少量与卵巢悬韧带相连续的平滑肌纤维，后者对卵巢运动有作用。

## 何谓月经和月经周期

　　月经：是指伴随卵巢周期性变化而出现的子宫内膜周期性脱落及出血。月经的出现是生殖功能成熟的标志之一。月经第一次来潮称月经初潮。月经初潮年龄多在13～14岁之间，但可能早在11～12岁，迟至15～16岁。16岁以后月经尚未来潮者应当引起临床重视。出血的第1日为月经周期的开始，两次月经第1日的间隔时间称一个月经周期。一般为28～30天。每个女性的月经周期有自己的规律性。正常月经持续时间为2～7日，多数为3～6日。多数学者认为每月失血量超过80ml即为病理状态。

　　月经血的特征：①月经血呈暗红色，除血液外，还有子宫内膜碎片、宫颈黏液及脱落的阴道上皮细胞。②月经血中含有前列腺素及来自子宫内膜的大量纤溶酶。③纤溶酶对纤维蛋白的溶解作用，故月经血不凝，只有出血多的情况下出现血凝块。同时内膜组织含有其他活性酶，能破坏许多凝血因子，也妨碍血液凝固，以致月经血变成液体状态排出。

## 🔵 什么是功能失调性子宫出血

功能失调性子宫出血简称功血。功能失调性子宫出血的定义是非全身及生殖系统的各种器质性疾病所引起的异常子宫出血，可表现为经期出血量过多及持续时间过长、和间隔时间时长时短，不可预计或出血量不多但淋漓不止。重者甚至需切除子宫。功能失调性子宫出血可分为无排卵型功能失调性子宫出血及有排卵型功能失调性子宫出血。

功能失调性子宫出血的发病率约占妇科门诊病人的 10%。无排卵型功能失调性子宫出血占功血的 70% ~ 80%，多见于青春期及绝经过渡期女性。

## 🔵 无排卵型功能失调性子宫出血的原因有哪些

无排卵病因：

（1）青春期：青春期功血患者血 $E_2$ 水平在育龄女性的正常范围内，但无正常月经周期中期的血 LH、FSH 峰，提示主要病因是下丘脑 – 垂体对雌激素的正反馈反应异常。青春期中枢神经系统 – 下丘脑－垂体－卵巢轴正常功能的建立需经过一段时间。月经初潮 1 年内，80% 的月经是无排卵月经。初潮后 2 ～ 4 年内无排卵月经占 30% ～ 55%，初潮 5 年时可能仍有不到 20% 的月经周期尚无排卵，有 1/3 的周期为黄体不足。这是由于卵巢轴正反馈调节机的建立需要更复杂精细的调控。如果此时受到过度劳累、应激等刺激，或肥胖、胰岛素抵抗等遗传因素的影响，就可能引起功血或其他月经病，如多囊卵巢综合征。

（2）绝经过渡期：此时女性卵泡储备低，对促性腺激素的敏感性也降低，或下丘脑－垂体对性激素正反馈调节的反应性降低，因而可先出现黄体功能不足，间断或不规则排卵，最终排卵停止。此时卵泡仍有一定程度的发育、但缓慢、不充分，或退化不规则，不足以引起正反馈，造成孕激素水平不足或缺如而引起本病。

（3）育龄期：可因内、外环境内某种刺激，如劳累、应激、流产、手术或疾病等引起短暂的无排卵。亦可因肥胖、多囊卵巢综合征、高泌乳素血症等长期存在的因素引起持续无排卵。

## 功血是如何发生的

功能失调性子宫出血的病理生理改变为中枢神经系统下丘脑－

垂体－卵巢轴神经内分泌调控异常或卵巢、子宫内膜或肌层局部调控功能的异常。

少数无排卵女性可有规律的月经，临床上称为"无排卵月经"，多数无排卵女性出现月经紊乱。卵巢内卵泡有不定时、不同程度的发育，无优势卵泡及黄体形成。发育中的卵泡持续分泌不等量的雌激素，但不足以诱导血 LH 峰；黄体酮水平低下，使子宫内膜持续增殖甚至增生。由于卵泡发育与退化无规律，血内雌激素水平也呈不规律的波动；子宫内膜因雌激素不足或波动，不规律地脱落，即退化脱落的部位、深度、范围及时机皆可不规律，发生雌激素撤退或突破性出血。

（1）雌激素撤退性出血：对切除卵巢的女性给予适当剂量及疗程的雌激素后停药，或将雌激素量减少一半以上，即会发生子宫出血，被称为"雌激素撤退性出血"。但是如所给的雌激素剂量过低，疗程过短，或雌激素减量的幅度过小，也可无子宫出血。绝经后女性血雌激素浓度在低水平上也有波动，但并无月经来潮。这是因为子宫内膜增殖必须达到一定厚度后失去激素支持时才会出现出血，有的学者设想为"雌激素的内膜出血阈值"；超过这一阈值后，如果减弱雌激素的刺激到上述阈值以下，即会出现子宫出血；反之，如雌激素刺激强度低于上述阈值，并在此阈值水平以下波动，则并不出现出血。

（2）雌激素突破性出血：相当浓度的雌激素长期作用，无孕激素的对抗影响，可造成子宫内膜过度增殖以至于不同程度的增生。无对抗雌激素的刺激通过直接作用于血管，减低血管张力；刺激间质 VEGF 表达，减少 $PGF2\alpha$ 、Ang II 的生成，促进一氧化氮（NO）、$PGE_2$、前列环素（$PGI_2$）生成等途径引起血管扩张、血流增加，或由于内膜间质、血管、腺体发育不同步，溶酶体发育过度而不稳定，释放水解酶，而引起出血增多或持续不断、不可预计，被称为"雌激素突破性出血"。

Fraser 等（1996）对子宫内膜增生的患者行宫腔镜检查常见到子宫内膜有迂曲、血管壁变薄易破的浅表血管。子宫内膜血管结构不正常，螺旋动脉发育差，静脉血管增加，并有静脉窦形成，也可增加出血的倾向。其他的研究还显示子宫内膜流血有不同程度的增加。局部 $PGF2\alpha$ 生成减少或 $PGE_2$ 合成增多，NO 及纤维蛋白溶解活性可能增高，这些局部因素的改变可能对本症的出血有一定的作用。

## 什么是青春期功血

青春期功能失调性子宫出血指来自子宫腔的无痛性、长时间、大量、不规则出血，而无局部器质性病变或全身性致病原因。一般在月经初潮后 2 年发病，是青春期最常见的妇科急诊之一。

## 青春期功血的病因

青春期的发动是通过目前尚不太了解的多种因素、影响下丘脑分泌促性腺激素释放激素（GnRH）量增加开始的。这些因素包括：①体重及基础代谢率的增长；②自体激素及松果体激素抑制的减退；③脑髓神经介质胺类激素及神经因素的影响等。松果体可调节青春期的内分泌功能，它分泌的褪黑激素（melatonin）经血液或脑脊液转运，直接作用于垂体或特异性地作用于下丘脑以调节下丘脑的激素分泌。其他如甲状腺、肾上腺皮质对垂体也都有影响。将不成熟动物的垂体组织置入成熟动物的蝶鞍中就能分泌促性腺激素，说明青春期的发动在于中枢神经系统成熟，下丘脑即从压抑的影响下解放出来，分泌促性腺激（GnRH）来刺激垂体分泌释放激素（GnTH），以发动卵巢的正常内分泌活动。在青春期早期由于下丘脑－垂体－卵巢轴发育不健全，不能建立规律性卵巢周期，因此在月经初潮之后的最初几次月经（约 15 个月）经常是无排卵型周期，此时月经不规律属正常现象。如长期在单一雌激素（E）刺激累积情况下内膜过度增生，E水平一旦低落，内膜脱落出血，临床即表现为月经稀发，经量多且淋漓不断，经期延长。

## 青春期功血的发病机制

初潮后平均行经20次后，约在青春期的中晚期，一项新的E的正反馈机制发育成熟，在月经中期迅速增长的E水平影响下，促发促黄体生成激素（LH）分泌量急剧增长，形成一突出的LH分泌高峰，这种高浓度LH在促卵泡激素（FSH）协同作用下发生排卵，形成卵巢黄体，黄体酮分泌量增加，导致子宫内膜发生分泌期改变，这时雌、孕激素的适当刺激，内膜结构的稳定性才得以维持。最后黄体退化，雌孕激素的撤退，引发了子宫内膜的一系列变化，其中最重要的反应为内膜皱缩和螺旋动脉节律性收缩时间的延长和强度的增加。伴随着内膜皱缩，螺旋动脉血流量减少，静脉回流下降，加之螺旋动脉收缩时间和强度一次比一次延长和增加，引起子宫内膜有序且渐进性缺血，内膜崩塌，形成排卵型月经。

当新的E正反馈作用发育不足，机体仍处于早青春期状态，负反馈机制保持正常而无LH峰值出现，不能发生排卵。在缺乏孕激素抑制子宫内膜生长的情况下，内膜过度增生，尤其雌激素的不规则刺激，没有促使结构紧密的致密层良好的发育，这种缺乏相应组织结构支持的内膜组织异常脆弱，极易发生自发性表浅突破性出血坏死。当一个出血灶尚未完全愈合，另一个地方又发生新的突破性出血，由于内膜的部分、不定时和不同步的崩塌、脱落出血导致出血淋漓不断和出血时间的延长。如突破性出血伴有多血管通道的开放，加之血管失去节律性收缩，可发生严重的出血。

## 什么是围绝经期功能失调性子宫出血

又名更年期功能失调性子宫出血，围绝经期功能失调性子宫出血，简称围绝经期功血，围绝经期指女性绝经前后的一段时期，也就是卵巢功能开始衰退一直持续到最后一次月经后一年。此期主要以无排卵功能失调性子宫出血为主。围绝经期女性在经历一段月经不规则的绝经过渡期后月经终止。功能失调性子宫出血发病率约占妇科门诊病人的 10%。而无排卵型功能失调性子宫出血占 70% ~ 80%，多见于青春期及绝经过渡期女性；有排卵型功能失调性子宫出血占 20% ~ 30%，多见于育龄女性。

## 围绝经期功血的病因

围绝经功能失调性子宫出血多为无排卵型功血，这是由于女性此时的卵巢功能已开始趋于衰退，卵巢中的卵子数明显减少甚至耗竭，失去了性激素对下丘脑及垂体的正反馈作用，垂体分泌卵泡刺激素（FSH）及黄体生成素（LH）增高（FSH 多高于 LH），缺乏 LH 中期波峰，不能排卵引起。另一方面，生长中的卵泡因老化对促性腺激素的刺激变得不敏感，也是卵泡发育达不到成熟排卵的重要原因。

在无排卵周期中，卵巢不能正常地产生孕激素，雌激素水平随卵泡的发育情况而上下波动，子宫内膜受到无孕激素对抗的单一的雌激素的长期刺激后，变得肥厚，腺体增多，腺腔扩大，腺上皮异常增生，当体内雌激素水平下降，内膜失去支持，即坏死脱落而出血。但由于雌激素引起内膜组织的酸性黏多糖（AMPS）的聚合和凝胶作用，使间质内血管通透性降低，影响物质交换，造成局部内膜组织缺血、坏死脱落而引起出血，而 AMPS 的凝聚作用，同时也妨碍了内膜脱卸，使内膜呈非同步性剥脱，造成内膜长期不规则的出血，出血多少往往与子宫内膜增生程度及坏死脱落多少有关。

尽管围绝经期功血多由卵巢衰竭、无排卵、性激素分泌失调造成，但并非每个绝经前女性都出现功血，因此，对于无排卵周期造成子宫出血的确切机制仍有待进一步深入研究。最近的研究认为，围绝经期功血也与种种子宫内膜的局部因素有关。其中几种主要的因素包括：

（1）血管形态异常：通过对功血患者螺旋小动脉的结构和形态观察表明，子宫内膜增生过长组中，有螺旋小动脉异常者占80%。异常血管形态按照发生频率有血管周围纤维化，血管内膜下玻璃样变，血管平滑肌增生或肥大，血管弹力组织变性等。螺旋小动脉异常，干扰子宫内膜微循环功能，影响内膜功能层脱落和剥离面血管和上皮修复，影响血管舒缩功能和局部凝血纤溶功能导致异常子宫出血。

（2）纤溶活性增强：功血时子宫内膜纤溶酶活化物质增多，活性增强，激活纤溶酶原形成纤溶酶。纤溶酶裂解纤维蛋白使纤维蛋白降解产物（FDP）增加，血浆纤维蛋白减少，形成子宫内去纤维蛋白原状态，从而影响正常内膜螺旋小动脉顶端和血管湖的凝血、止血过程，酿成长期大量出血。

（3）局部前列腺素的生成异常：最近的实验结果显示，无孕激素对抗的大量雌激素可导致培养的子宫内膜毛细血管内皮分泌前列环素（$PGI_2$）的量增加。其结果造成$PGI_2$与血栓素 $A_2$（$TXA_2$）这一对主要调节子宫局部血量、螺旋小动脉、肌肉收缩活性和凝血因素之间的平衡失调。在大量 $PGI_2$ 的作用下，子宫螺旋小动脉、微血管扩张，血栓形成受阻，子宫出血时间延长。

（4）溶酶体的数量、功能异常：子宫内膜细胞溶酶体功能受性激素调节，并直接影响前列腺素合成，从而与内膜脱落和出血相关。子宫内膜超微结构观察证实：从卵泡期至黄体期，溶酶体数目和酶活性进行性增加。黄体酮起到稳定溶酶体膜的作用，而雌激素则破坏溶酶体膜的稳定性。因此，当月经前黄体酮降低或功血时雌、孕激素比例失调，均将破坏溶酶体膜的稳定性，导致磷脂酶 $A_2$ 从溶酶体中析出释放，而进入胞质体细胞，引起花生四烯酸活化和前列腺素（PGs）大量形成。另一方面，溶酶体膜破裂使破坏性水解酶析出和释放，这将造成内膜细胞破裂、内膜层崩塌、坏死和出血。

## 围绝经期功血的发病机制

（1）围绝经期女性卵巢的病理生理变化：性成熟期女性的卵巢重为 5～6g，围绝经期后其重量仅为性成熟期女性的 1/2～1/3。经阴道超声观察卵巢面积：围绝经组、绝经后组和月经正常对照组，三组的卵巢面积分别为 $3.4cm^2 \pm 2.0cm^2$，$2.1cm^2 \pm 1.2cm^2$ 和 $5.0cm^2 \pm 1.2cm^2$。前二组对照组的卵巢面积平均缩小分别为 32% 和 56%，说明自围绝经期卵巢面积即明显缩小。卵巢皮质变薄，表面渐皱，始基卵泡逐渐减少至耗尽。遗留的少数卵泡对促性腺激素不敏感，卵泡成熟发育障碍，停止排卵。

（2）围绝经期功能失调性子宫出血患者子宫内膜的病理变化：无排卵型功能失调性子宫出血由于子宫内膜缺乏限制其生长的黄体酮（P）的作用，仅受单一雌激素（E）刺激，故内膜可因血中E水平的高低，E作用持续时间的长短以及子宫内膜对E反应的敏感性而呈现不同程度的增生状态，少数呈萎缩性改变。

①增殖期子宫内膜：子宫内膜所见与正常月经周期中的增生期内膜无区别，只是在月经周期后半期甚至月经期，仍表现为增生期形态。

②子宫内膜增生过长：根据国际妇科病理协会（ISGP，1998）分类如下：

简单型增生过长（腺囊型增生过长）：指腺体增生有轻至中度的结构异常。

子宫内膜局部或全部增厚，或呈息肉样增生。镜下特点是腺体数目增多，腺腔囊性扩大，大小不一，犹如瑞士干酪样外观，故又称瑞士干酪样增生过长；或腺体轮廓不规则，腺体较拥挤，腺体与间质比例增加；但无腺体背靠背现象和细胞的异形性。腺上皮细胞为高柱状，可增生形成假复层，核椭圆形，染色质致密，可见核仁；

胞质含有丰富的 RNA，染色略蓝，并可见透亮状细胞，系进行分裂的细胞停止在分裂前期或中期所致。脱氧核糖核酸合成活跃，细胞内常有糖原小滴及脂质颗粒，腺体含有较多黏液，尤其是酸性黏多糖，在细胞顶缘。间质常出现水肿、坏死、伴少量出血和白细胞浸润。

复杂型增生过长（腺瘤型增生过长）：指腺体增生拥挤且结构复杂。子宫内膜腺体高度增生，呈出芽状生长，形成子腺体或突向腺腔，腺体轮廓不规则，可呈锯齿状或乳头状，腺体拥挤密集，形成背靠背现象，腺体间仅少量结缔组织。

腺上皮细胞生长活跃，呈高柱状，复层或假复层，透亮细胞增多；胞质内富于 RNA，核内有丰富的脱氧核糖核酸，分裂活跃，分裂象增多；腺细胞可发生纤毛化生，嗜伊红化生，浆液乳头状化生等；间质内可出现成熟的鳞化细胞，或小结节状较不成熟的鳞形细胞，甚至突向腺腔形成桑椹样结构；间质内尚可见含脂质的泡沫细胞。总之，在复杂型增生过长的内膜中腺体具有各种结构异常及腺上皮的增生，但腺上皮细胞的形态仍是正常的，各种化生细胞的核是规则的，不具有恶性细胞的特征，仍属良性病变。

不典型增生过长：即癌前期病变10% ~ 15%可转化为子宫内膜癌。不典型增生过长的内膜在上述简单型和复杂型两种增生过长的基础上，腺上皮出现细胞的异形性，小区域腺体可出现筛状结构，腺细胞呈复层或假复层，排列紊乱，细胞大小、形态不一，核增大、深染、极性丧失，核浆比增加，核仁明显，染色质不规则聚集，染色质旁透亮，并可有巨核细胞，细胞内及腺腔内有炎性渗出。复杂型与不典型增生过长的鉴别，主要在细胞核的改变。轻度异形性细胞，细胞核增大，染色质细、分布均匀；中度异形性细胞，核增大并有多形性，核仁明显；染色质成簇、分布不均匀。细胞不典型出现于简单型增生过长中者，称简单型伴细胞不典型增生过长（简单的非典型的增生）；细胞不典型出现于复杂型增生过长中者，称复杂型伴细胞不典型增生过长（复杂的非典型的增生）。

萎缩型子宫内膜：检出率 1.9% ~ 21.9%。子宫内膜萎缩菲薄，腺体少而小，腺管狭而直，腺上皮为单层立方形或低柱状细胞，间质少而致密，胶原纤维相对增多。

# 女孩的青春发育期有什么特点

青春发育期指生理上从童年期向成年期过渡的发育阶段，也是胎儿期内外生殖器官的发育经过一个静止时期（即幼童期）后，继续向成熟期推进的过程。这个时期的女孩在生理和心理上有其独特的方面。

（1）生理特点：婴儿出生后至8～9岁前，虽然内外生殖器有男女之别，但因男女性腺功能皆处于被抑制的状态，体内性激素浓度也皆十分低落，虽然身高、体重增长很快，但无性别差异。

平均在11岁以后（范围为9～12岁），女孩的第二性征逐渐发育，主要表现在双侧乳房开始隆起，乳头逐渐增大，色素逐渐加深；外阴及腋窝部开始出现阴毛及腋毛，女孩第二性征从开始出现至发育完成，大约需4年时间（范围1.5～6年）。同时，双侧大小阴唇皮肤的色素渐加深，并逐渐增大，开始出现白色分泌物。内生殖器亦同时发育，如阴道增长变宽，黏膜增厚而富有皱襞，输卵管增粗，子宫增大等。平均在13岁左右（10～16岁）月经首次来潮，被称为初潮。再隔2～5年便先后出现排卵现象，此时才具备了生育能力。

女孩的青春发育期还有两个重要方面的特点：其一，从约9岁半起，女孩的身高增长突然加速，高峰时每年长6～8cm，然后再逐渐减慢，直至骨骺闭合不再长，约至18岁左右，身高可增加25cm左右。其二，体内皮下脂肪沉积增多、髋、臀部尤其明显，同时骨盆、髋部亦增宽，形成女性曲线柔和的体态。这一系列体格形态的变化，标志一个女孩逐渐长成为一个少女。

青春发育的开始时间因遗传因素、健康水平、营养状况、所在地区的气候、海拔高度、社会经济条件、卫生习惯等的差异而不同。

一般来说，女孩青春发育时间较男孩早 1 ~ 2 年。近年来许多国家女孩的月经初潮年龄有提早的趋势，这与经济发展、生活水平的逐年提高有关。重度消瘦或肥胖、营养不良或剧烈运动过度的女孩往往月经初潮延迟；相反，中度肥胖的女孩月经初潮的年龄往往提早。

（2）心理特点：在心理方面，女孩到 10 岁以后，就萌发出了朦胧的意识，开始对两性差异及两性关系发生兴趣，对异性的鉴赏思慕之情，亦开始潜滋暗长。所谓"情窦初开"便是形容这个时期。

15 ~ 16 岁后，随着生理上第二性征的发育，心理上也进一步成熟起来。她们开始认为自己是大人了，他们要求自立，要求别人（包括父母）尊重自己，平等对待自己，要求有独立交友，独立思考问题及有自己活动的小天地。同时，亦希望能与异性朋友进行思想感情的交流，对异性产生爱慕之情，甚至渐渐有了恋爱及性的要求，但是他们的心理毕竟尚不成熟，情绪很不稳定，性格、气质、思想的可塑性很大，很易受社会风气、周围朋友、电影、电视、文学作品等传播工具的影响。

这个时期的女孩体格及大脑发育迅速，是她们智力才能迅速成长的时期，是事业发展的起点和人生旅途中最重要及珍贵的阶段。因此对他们进行树立远大理想及志向的教育，引导他们把主要精力放在充实自己的真才实学方面是十分必要的。在这阶段也应开展正面的性知识、性道德及法律的教育；帮助他们建立正确的世界观及道德观，为今后事业及生活奠定下良好的基础。

##  西医是如何认识月经的周期性变化的

从青春期到更年期，子宫内膜受卵巢激素的影响，有周期性的改变并产生月经。子宫内膜的周期性变化，是由卵巢激素周期性的作用所引起，可分为以下4期：

（1）增生期：约在月经周期第5～14天，相当于卵泡发育成熟阶段。月经期子宫内膜剥脱后，在雌激素的作用下，子宫内膜基底层细胞增生、变厚、腺体增多而弯曲；间质逐渐增生变为致密；内膜血管增生呈螺旋状。

（2）分泌期：约为月经周期第15～23天，相当于排卵后黄体成熟阶段。黄体产生的大量雌激素和孕激素，使子宫增生期内膜继续增厚，腺体进一步扩大、弯曲，并出现分泌现象。间质疏松水肿、血管也急速增长，更加弯曲、内膜松软，含有丰富的营养物质，适宜于受精卵的种植和发育。

（3）月经前期：约在月经周期的第24～28天，相当于黄体退化阶段。黄体退化时，雌激素、孕激素水平很快下降，间质水肿消失而变为致密,血管受挤压而弯曲,使血流瘀滞。在来月经前4～24h,内膜血管呈痉挛性收缩,使内膜缺血坏死,血管收缩后又舒张,以致破裂出血,在内膜层形成分散的小血肿,使内膜剥脱而出血,即为月经来潮。

（4）月经期:约为月经周期的第1～4天,此时内膜功能层形成分散的小血肿,使内膜成片状或小块状剥脱,随血液一起排出。在临床上,一般将月经来潮作为下一周期的开始。

## 七情内伤为何可致月经病

七情即喜、怒、忧、思、悲、恐、惊七种不同的情志表现。人类不同的精神状态与不同的表情泄露,是机体对外界客观事物与内在结构变化的不同反应,这是机体本来具有的生理功能。精神情志因素致病与否,取决于所受刺激的量变与机体是否是易感体质。一般情况下,机体可以将所受刺激自行的调节、控制、缓冲,不至于引起疾病的发生。倘若作用于易感体质,或精神情志刺激超出自身调节极限的范围,诸如违愿的事实、难言的委屈、过度的愤怒、骤然的惊恐、无故的污辱、累累的逆境等不良心境的笼罩,势必要影响到气血的和谐、冲任的通泰、肝气的疏泄、脾土的斡旋、肺气的敷布、肾精的藏泻等，从而导致疾病的发生，或成为其他因素致病的先导。鉴于女性"有余于气，不足于血"（《灵枢·五音五味》篇语），具有血虚气盛的生理特点，也就决定了易于情志因素为病的致病特点。《千金要方》中说："女人嗜欲多于丈夫，感病倍于男子，加以慈恋、爱憎、嫉妒、忧恚、染著坚牢、情不自抑，所以为病根深，疗之难瘥。"事实上，同样的环境与同样的刺激量，受之于不同的性别，所产生的反应的确有显著的差异。以精神情志所伤而致病者，女性远远高于男性。鉴于女性的禀性，病后痛苦的折磨，势必导致心境的不良，而使病情日益加重。二者互为因果，从而容易形成情致病—病伤情—情复致病的恶性循环。正如《素问·汤液醪醴论》中说："嗜欲无穷，而忧患不止，精气弛坏，荣泣卫除，故神去之而病不愈也。"

　　月经的正常潮汛，是在脏腑、气血、经络的作用下而完成的，精神情志所伤，影响了脏腑、气血、经络的和谐，从而可诱发多种月经病。诸如月经失调、痛经、闭经、崩漏、经行头痛、经行乳胀、经行神志失常等月经病的形成，多数都与七情内伤有着颇为密切的联系。早在《素问·阴阳别论》中即认识到，情怀失常，抑郁失志，可影响心脾导致化源匮乏，而引起月经闭止，即所谓"二阳之病发心脾，有不得隐曲，女子不月"，进一步可"传为风消，传为息贲"而形成重证不起。通过上述可知七情过极的危害之大。在由精神情志因素所致月经病的治疗上，也不能单纯从药物治疗上兜圈子，还必须要重视精神心理方面的调理。

# 寒、热、湿邪是如何造成月经病的

寒、热、湿三者既是形成月经病的重要病因，又是在疾病发展过程中，由于气血津液和脏腑等生理功能异常，而产生的病理产物。作为病因讲，一般是指外感之邪，而作为病机讲则是指内生之邪。内邪与外感虽然有颇为密切的联系，但并不是绝对的因果关系，尽管内生之邪是属于病机的变化，但也可作为病因而影响疾病的发展演变，故在此一并讨论。

（1）寒邪：寒邪为病有外寒、内寒之分。外寒是指寒邪外袭，这是常见的月经病致病因素，尤其是在经行期间淋雨涉水，或防寒保暖不够，更易感受外寒侵袭。内寒则是机体阳气不足，失于温煦的病理反映。外寒与内寒虽有区别，但它们又是互相联系，互相影响的。阳虚内寒之体，易于感受外寒；而外来寒邪侵入机体，积久不散，又常能损及人体阳气，导致内寒。无论外寒或内寒，均会影响到冲任二脉的功能，而导致月经病的发生。例如，女子行经期间，血室正开，若气候寒冷，衣着单薄，或冒雨涉水，一方面肌表受寒邪刺激，另一方面阴寒之邪由下阴上客，影响子宫、冲任而发病。《妇人大全良方·月水不调方论》中说："夫妇人月水不调者，由于劳伤气血致体虚，风冷之气乘也。若风冷之气客于胞内，伤于冲任之脉……冲任之脉皆起于胞内，为经络之海。"寒邪犯表，可致经行恶寒、发热、头痛、身痛咳嗽等；寒邪乘肺可致经行咳嗽、经行喘息；寒邪伤于脾胃可致经行腹泻等。从临床实际看，有不少的月经病就是由于寒邪外侵而引起。若女性素体阳虚，或过度纳凉饮冷，则阴寒内生，从而影响脏腑、气血、经络、胞宫、胞脉的功能，导致月经病的发生。由于寒邪所居部位不同，其症状表现也不尽一致，寒踞上焦，胸阳不足，则可致经行胸痛、经行咳喘、经行颜面浮肿等；寒踞中焦，脾胃阳虚，则可出现经行胃痛、经行腹痛、经行便溏等；寒踞下焦，肾阳受损，则可出现经行腰脊冷痛、经行畏寒、经闭不行、经行肢体浮肿等。

（2）热邪：热与火均是常见月经病的主要致病因素之一，二者均为阳盛所生，故在此一并加以讨论。火热为病也有内外之分。属外感者，多是直接感受温热邪气之侵袭；属内生热邪者，则常由脏腑、阴阳、气血失调、阳气亢盛而成。《素问·调经论》中所谓"阴虚生内热，阳盛生外热"。以及朱丹溪所说"气有余便是火"等，便是指此。火热为阳邪，其性炎上亢奋，能使血液沸腾，血流加快，损伤血络，迫血妄行，甚则热极生风。故凡火热之邪所致的月经病多表现为月经先期、量多、色深、质稠、味臭等，并可引起经行吐血、衄血、尿血，或紫癜等。由于火热与心相应，心主血脉而藏神，故热盛除可见血热或动血症状外，还可出现火热之邪扰及神明的表现，如经行烦躁、经行发狂等，即多与火热之邪有关。若火热之邪结于肢体局部，易阻碍气机运行，腐肉败血，形成痈肿疮疡，表现为局部红肿热痛，甚至化脓腐烂。如经行疖肿、经行痤疮等症即于此属。

火热之邪致病，除要区分内热与外热外，还要明辨实热与虚热，以为立法遣药提供依据。实热是邪热炽盛而正气不衰，阴津未耗，证见月经先期、经来量多、经行发热、经行鼻衄、痛经等，其经色多呈深红，舌苔黄厚或干，脉来弦数有力。从临床实际看，此类情况在月经病中所占比例不大。虚热是热邪稽留体内而不炽盛，身体也较为虚弱。由于热邪伤及阴津，或"壮火食气"，以致气阴已虚，邪正交争不剧，反映出来的证候不甚激烈，但往往迁延不愈。临床上常见于月经先期、月经量多、经行口疳、崩中漏下等。患者之经色鲜红，情绪不稳，烦躁不寐，舌红少苔，脉来细数。

（3）湿邪：湿邪有内湿与外湿之分。外湿为气候潮湿，涉水淋雨，久居湿地，工作与生活环境潮湿所致；内湿为水液代谢失常，水湿在体内停聚所致。凡肺、脾、肾三脏功能失常，三焦气化不利，皆可导致内湿发生。脾为运化水湿的主要脏器，是水液升降之枢纽，脾气健运，虽有外湿也一般不能为害；若脾失健运，水湿不化，则会发生内湿。内湿与外湿虽有区别，但在发病过程中又常相互影响。感受外湿，湿邪困脾，易聚内湿；素有脾虚内湿之人，水湿不化，又易导致外湿的侵害。

湿为阴邪，易阻遏气机，损伤阳气，且具有重浊趋下，黏腻停滞的致病特点。在月经病中，因湿邪为病者为数颇多。临床上常见的经行浮肿、经行泄泻、经行肢体沉困等多为湿盛所致。湿邪为病，变证亦多。湿与寒并，则成寒湿；湿邪日久，又可化热，而成湿热；湿聚还可成痰，而成痰湿；湿邪浸淫日久，或兼有热毒邪气，可成湿毒等。诸如临床较为常见之月经不调、痛经、闭经、月经量少、经行味臭、经质黏稠、经行乏力、经行嗜睡等，则常由湿邪而致，或属寒湿，或属湿热，或痰湿内阻，或湿毒蕴郁等。

从临床实际看，月经病中之湿邪为病者以内湿证为主，其病机责之在脾。

## 哪些生活因素常可导致月经病

在日常生活当中注意不够，如饮食不节、劳逸失度、房劳损伤及意外创伤等，均容易诱发月经病。

（1）饮食不节：饮食是摄取营养、维持身体健康的必要条件，但饮食失宜又是导致疾病发生的重要因素。饮食物靠脾胃消化，故饮食不节主要是损伤脾胃。既可导致脾胃升降失常，又可聚湿、生痰、化热或变生他病。饮食不节致病主要有饥饱失常和饮食偏嗜（包括过寒过热）两个方面。

饮食过饥是指摄食不足而言。人体赖水谷精微以化生气血，若饥不得食，渴不得饮，气血生化之源匮乏，气血得不到及时补充，脏腑功能低下，从而形成月经病。如月经后期、月经量少、闭经、经行色淡、质稀、经行眩晕、经行心悸、经行乏力等。尤其是在哺育婴幼儿时期的女性，在工作中与男性一样参与，而在家庭中又承担着较为繁重的劳动，往往简单地吃上一点即忙碌家务，以致营养摄入不足，从而导致月经病的发生。

人以五谷五味为养，饮食适当调配才能使营养丰富全面。若过于偏食某些食物，不但营养不全面，还会伤害脏腑，导致阴阳的偏盛偏衰，发生各种月经病。若过食生冷，则易寒伤脾阳，导致寒湿内生，使气血凝聚，可出现月经后期、闭经、痛经、经行泄泻等；若过食辛热助阳之品，使热邪蕴郁，热扰胞宫，损伤冲任，可致月经先期、月经量多、崩中漏下、经行吐衄等。

此外，饮食不洁也容易诱发月经病。

（2）劳逸失度：劳逸失度主要包括劳力过度、劳心过度及安逸过度等。劳力过度，强力作劳，易耗伤气血，气血不足则影响脏腑气血的功能而诱发月经之期、质、色、量发生异常或引起经行合并症的发生。若劳心过度，思虑无穷，易使阴血暗耗，经行之际，营血益亏，心血亏虚，神失所养，每可引起月经病，如经行失眠、经行心悸、经行眩晕等。若因久思伤脾，造成脾胃气滞，也可造成诸多月经病，如经行胃痛、经行腹痛、闭经不行等。过度安逸对身体健康也十分有害，若有逸无劳，则气血运行不畅，脾胃功能低下，饮食减少，体力减退，同样可以引起许多月经病的发生。如《素问·宣明五气论》中说："久卧伤气，久坐伤肉。"的确，凡长期卧床者，突然起床往往会感到头晕；久坐而肢体不活动者，则躯体会感到乏力或下肢软弱。总之，还是以劳逸适度为要。如华佗对他的学生吴普说："人体欲得劳动，但不当体极耳。动摇则谷气全消，血脉流通，病不得生，譬如户枢，终不朽也。"

（3）房劳损伤：房劳损伤乃指纵欲无度。恣纵情欲是健康之大敌，房事不加节制，势必大伤阴精，破坏机体内部的阴阳平衡，从而导致疾病的发生。西汉·枚乘所写的《七发》中曾说："纵恣于曲房隐间之中，此甘餐毒药，戏猛兽之爪牙也。"房劳过度首当其冲的就是耗伤肾精。清·汪昂《勿药元诠·色欲伤》中说："夫精者，神倚之如鱼得水，气倚之如雾覆渊，不知节啬，则百脉枯槁。"阴精亏损，肾元不足，体内阴阳的相对平衡遭到破坏，其机体的抗御能力即相应的减弱，从而容易导致许多疾病的发生。在临床上有不少的经量、经质、经色的失常与一些经行合并症，就是由于房劳损伤所造成。故此务须注意节欲。

## 痰饮、瘀血是如何导致月经病的

痰饮和瘀血是人体津液气血在病理变化过程中所衍生的病理产物。这些病理产物停留体内能够直接或间接地作用于脏腑组织，导致疾病的发生或产生病理延续。在月经病当中，痰饮与瘀血是常见的致病因素，尤其是以瘀血为病者更为多见。

（1）痰饮：痰饮是水液代谢障碍产生的病理产物。痰饮形成后，能阻碍人体脏腑组织的正常生理功能，产生新的病理变化和临床症状。痰饮致病主要表现为经脉气血运行不畅，气机升降出入阻滞，水液代谢失常，神明清窍受蒙蔽等。具体表现在月经病上可导致月经后期、月经量少、闭经、经行肢体麻木、经行咳嗽、经行喘息、经行恶心、经行浮肿、经行头晕、经行心悸、经行神志失常等。

（2）瘀血：凡全身血脉运行不畅，或局部血行阻滞，以及体内有离经之血（内出血）未能消散排出者，均称为瘀血。瘀血主要是由于气虚、气滞、寒凝、热结等原因，使血液运行不畅，或因外伤及其他原因引起出血，不能及时消散排出所形成。瘀血致病主要表现为疼痛，即所谓"不通则痛"。其疼痛多为刺痛，且固定不移。凡临床上常见的痛经、经行头痛、经行胸痛等，多数存在瘀血内阻。其次表现为肿块，系由于瘀血停留于经脉，脏腑及组织之间，气血不能通利，聚积而为肿块。凡有肿块存在之痛经、闭经、崩漏等，无不有瘀血内阻，再次表现为出血，系由瘀血阻滞脉道，血流不通，或血脉瘀滞，运行不畅，从而使血溢脉外引起出血。如月经量多、崩漏等月经病，有的用固涩止血药无效，而用活血化瘀剂收功，其原因就是瘀血一去则血循正规，虽不止其血而出血也即自止。所谓"瘀血不去，出血不止"即指此意。瘀血内阻所引起的月经病在临床上十分广泛，这也是活血祛瘀法为治疗月经病常用大法之一的原因所在。

## 肾的功能失常可致哪些月经病

肾主藏精，生髓主骨，主水纳气，主司人体的生长发育和生育繁殖，内寄真阴真阳，为先天之本。肾气盛才能维持月经的正常潮汐。肾的病变以虚证为多，主要表现为精、气、阴、阳不足和水液代谢失常。

（1）肾精不足：先天禀赋不足，或后天营养不良，或久病、房劳伤精，则可导致肾精不足的病变。肾精不足，形体与冲任失养，临床表现为形体发育迟缓，月经初潮较晚，月经后期、量少、经行腰膝酸软，经行健忘恍惚、头晕耳鸣等。

（2）肾气虚：肾气乃由肾精所化生，泛指肾之功能活动。肾气的盛与衰直接影响到天癸的至与竭，肾气虚可严重影响月经的正常潮汐。在月经初潮期与接近更年期临床之月经失调及经行合并症，多数与肾气虚有密切关系。

（3）肾阴虚：肾阴为肾脏的阴液，包括肾脏所藏之精，与肾阳依附为用，是肾脏功能活动的物质基础。由于房事不节，或过用温燥之剂耗伤肾精，或情志内伤使阴精暗耗，均可导致肾阴虚为病。肾阴不足，失于滋养，阴虚不能制阳，从而虚热内生。临床上常见的经行眩晕、经行健忘、经行腰痛、经行心烦、经行发热及月经量少、经闭等，多数与肾阴虚有关。

（4）肾阳虚：凡素体阳气虚弱，或久病、房劳等损伤肾阳，均可导致肾阳虚的病变。肾阳虚为病，其主要病机为两个方面：一是肾阳不足，命门火衰，功能减退，失于温煦，固摄无权。临床表现为经行畏寒、经行遗尿、经行小便失禁、经行下利清谷等；二是肾阳不足，蒸化无力，水湿泛滥，临床表现为经行浮肿、经行尿闭等。

由于阳虚可以及阴，阴虚也可以及阳，故病程日久，往往可出现阴阳两虚，由上述肾阴虚与肾阳虚的见证便夹杂出现，临证时务须详加分析。

## 肝的功能失常可致哪些月经病

肝主疏泄，主藏血，喜条达而恶抑郁，故肝的病变主要表现为疏泄失常和藏血障碍，并能使筋目失养，导致肝风内动。肝之为病有虚实之分，虚证多由肝阴、肝血不足所致；实证多由气郁、火盛或湿热、寒邪引起，也可出现本虚标实之风阳上扰证。

（1）肝血不足：脾虚生血不足，失血过多，或久病耗伤阴血，均可导致肝血不足的病变。肝血不足，筋目失养，冲任空虚，不能上荣清窍心神。临床常见经行眩晕、经行视物不清、经行失眠、经行心悸、月经后期、月经量少，乃至闭经等月经病。

（2）阴虚阳亢：肝肾同源，肝阴不足多与肾阴不足并存。肾阴不足，水不涵木，亦致肝阴亏虚。肝肾阴亏，不能制阳，肝阳则上亢为害。临床常见于经行眩晕、经行耳鸣、经行头痛、经行心烦、经行失眠、经行腰膝酸痛等证。

（3）肝失疏泄：情志刺激，郁怒伤肝，可以导致肝失疏泄的病变。肝失疏泄，一般有疏泄太过与不及两个方面。疏泄太过，功能亢奋，肝气横逆犯胃和上逆扰乱清窍，经脉不畅。临床常见经行心烦易怒、经行失眠多梦、经行胁肋胀痛、经行呕吐吞酸、经期过长、经量过多乃至崩中漏下等；疏泄不及，肝气郁结，经脉不利，不能助脾运化，临床常见经行精神抑郁、经行胸胁胀闷、经行乳房痛、月经先后无定期、痛经、闭经等。

（4）肝火炽盛：情志内伤，气郁化火，或过食辛烈与肥甘厚味，久蕴化火，均可导致肝火炽盛。肝火炽盛，上攻头目，内扰心神，消灼阴津，甚则迫血妄行，临床常见经行耳聋耳鸣、经行心烦易怒、经行目赤肿痛、经行鼻衄等。

（5）寒滞肝脉：感受寒邪，凝滞肝脉，或寒结小肠，肝脉受累，可导致寒滞肝脉。寒滞肝脉，则经脉凝滞，气血运行不畅。由于肝脉过阴器，抵少腹，故凡经行阴器与少腹部出现的拘急、冷痛、胀痛，多与寒滞肝脉有关，且多伴经水艰涩，或夹有血块，月经周期与经期亦常不准。

由于头部的巅顶、两胁肋、少腹、生殖器等部位，都是足厥阴肝经的循行之处，又肝主筋，其华在爪，开窍于目，所以诸如经行时出现巅顶痛、胁肋胀痛、少腹痛、筋脉拘挛、眼目疾病及阴器周围疾病，常与肝的病变有关。

# 🖲 脾的功能失常可致哪些月经病

脾主运化，主统血，性喜燥恶湿，主升清，又为气血生化之源，后天之本。故脾的病变主要表现为饮食物的消化吸收，水液代谢和统血方面的障碍。脾之为病有虚有实，虚证多由阳虚、气虚所致，实证多由寒湿、湿热所造成。

（1）脾气不足：饮食失节，思虑劳倦，或久病伤气，均可导致脾气不足。脾气虚弱，运化无力，精微不布，机体失养，临床常见经行食欲不振、经行胃脘胀满、经行自汗、经行倦怠、经行腹泻等。若脾虚日久，中气不足，升举无力，可致脾气下陷的病变。脾虚气陷，清阳不升，下固无权，在临床上除有一般脾气虚的症状外，还常伴有经行脘腹重坠，经行便意频数、经行脱肛、经行头晕目眩等。脾气虚弱，统摄无权，气不摄血，则可致脾不统血的病变，临床常见于各种出血症，如经行量多、月经先期、崩漏、经行紫癜、经行牙衄等。

（2）脾阳虚衰：脾气久虚，累及脾阳，或过食生冷，过服寒凉药物，损伤脾阳，则可导致脾阳虚衰为病。脾阳虚衰，运化无力，寒湿内盛，失于温煦，临证常见经行胃脘冷痛、经行形寒肢冷、经行呕吐清水、经行大便溏泻、经行四肢浮肿等。

（3）寒湿困脾：贪凉饮冷，寒湿内停中焦，或涉水淋雨，居处潮湿，寒湿内侵于脾；或素体湿盛，脾阳被困，均可导致寒湿困脾的病变。寒湿困脾，阻遏气机，损伤脾阳，运化无力。临床常见经行脘腹痞闷、经行泛恶欲吐、经行腹痛便溏、经行头重身困、经行肢面浮肿等。

（4）湿热蕴脾：外感湿热之邪侵犯中焦，或过食肥甘辛辣，湿热内生，均可导致湿热蕴脾的病变。湿热蕴脾，气机不畅，运化失职，升降失常。临床常见经行脘腹胀满痞闷、经行身热烦躁、经行呕恶厌食、经行便溏不爽、经行肢体沉困等。

由于脾主肌肉、四肢、开窍于口，其华在唇，足太阴脾经循行足大趾、下肢内侧、腹里、舌根等处，所以凡经行四肢萎弱不用、腹胀、身体困重、舌本强、口舌生疮糜烂、唇肿唇裂，或唇色萎淡、下肢内侧肿痛或厥冷、足大趾运动障碍等，常与脾的病变有关。又由于脾司运化，主统血，主升清，为气血生化之源，喜燥恶湿，故此凡经行泄泻、经行浮肿、经行厌食、经量过多或崩漏及鼻、肌、齿衄等，也多责之于脾。

## 心的功能失常可致哪些月经病

心主血脉而藏神，故其病理改变主要影响血脉和神志。女子以血为主，女子的生理病理与血脉关系十分密切。心脏病机有虚实两类，虚由心的阴阳气血不足所致，实由火热痰瘀所致。

（1）心气虚、心阳虚：禀赋不足，久病体虚，或误用药物太过伤阳，均可导致心气虚与心阳虚。心气虚则鼓动无力，肌表不固；心阳虚则失于温煦，血脉瘀阻。临床常见的经行心悸、经行气短、经行自汗、经行神疲等症，多数均与心气虚和心阳虚有关。

（2）心血虚、心阴虚：血的生化不足，或失血过多，或劳神过度，心阴心血暗耗，则可导致心血虚与心阴虚为病。心血虚则血不养心，神不内守；心阴虚则虚热内生，扰乱心神。临床常见的经行心悸，经行健忘、经行失眠、经行五心烦热、经行盗汗等，多数均与心血虚和心阴虚有关。

（3）心火炽盛：内伤七情，郁而化火；或嗜食辛辣温补之品，则可导致心火炽盛为病。心火炽盛，阳热上炎，内扰心神。临床可见于经行心烦、经行失眠、经行口舌生疮、经行小便涩痛等病证。

其他如痰迷心窍，痰火扰心，蒙蔽心神，则可出现经行精神抑郁、经行神志失常、经行悲泣欲哭等。若心血瘀阻，可致经行心悸怔忡、心胸憋闷或刺痛等。

# 👤 肺的功能失常可致哪些月经病

肺主气，主宣发肃降，通调水道，故肺的病变主要表现为气的宣降失常和水液代谢的障碍。肺之病变有虚实两类，虚证多因气虚或阴津不足所致，实证多由风、燥、热邪外袭或痰浊犯肺而成。在月经病中与肺脏有关的病证多为虚证。

（1）肺气虚：咳喘日久，耗伤肺气，或因脾虚气的化生不足，则可导致肺气亏虚的病变。肺气不足，宣降失司，临证可见经行咳嗽、经行喘促、经行气短乏力、经行声低懒言、经行畏寒、经行自汗、经行感冒等。

（2）肺阴虚：诸虚劳损，久咳久喘等耗伤肺阴，均可导致肺阴虚为病。肺阴亏虚，津液不足，阴虚火旺，虚热内生。临证可见经行干咳、经行咯血、经行发热、经行声音嘶哑等。

（3）痰湿犯肺：外邪犯肺，宣降失常，津液凝聚成痰；或脾虚不运，肾水不化，三焦不利，使水湿停聚成痰，上渍于肺，肺失肃降，气机不利，临证可见经行胸闷咳嗽，且痰黏量多，或经行喘息发作等。

# 冲任失常可导致哪些月经病

冲任二脉属奇经八脉，其特点是不直接与脏腑相连，无表里相配关系，但与十二经脉相通，借助于经脉与脏腑相连。冲脉为总领诸经气血的要冲，脏腑十二经气血皆归于冲脉，故有"冲为血海"之称。它通行上下左右，前后内外，灌注诸阳，渗入诸阴。冲脉动则诸脉皆动，冲气逆则诸气皆逆，而冲脉之安和，又借任脉之担任，故冲任二脉之病变每每相关。任者"妊也"，有妊养之意，有总司人体阴经的功能，凡精、血、津液都由任脉总司。冲任二脉能转输调节全身气血，当经络、脏腑气血有余时，则冲任能加以涵蓄和贮存；而经络脏腑气血不足时，冲任又能给予灌注和补充，所以冲任对脏腑、经络气血的盛衰起着疏导调节作用。

《临证指南·调经》批注云："经带之疾，全属冲任"。月经病虽也是整体疾病在女性生殖系统的具体反映，但各种病因病机必须影响到冲任二脉后方可发病。因此，月经病的产生，与冲任功能的失调关系非常密切。冲任失调而形成的月经病，有脏腑、气血和经络的病变而影响冲任机能者；也有因各种致病因素直接使冲任损伤，转而影响脏腑、气血和其他经络而发病者。在古医籍中多将冲任视为妇科病诊治的纲领，如《妇人良方·博济方论第二》中所说："妇人病月三十六种，皆由冲任劳损而致。"《医学源流论》中则更明确指出："明于冲任之故，则本原洞悉，而后其所生之病，千条万绪，可以知其所从起。"

冲任和心、肝、脾的关系也很密切。冲为血海而主经水，经水来源于血，而血为脾胃所化生。脾胃虚弱，化源匮乏，则冲任失充，可致月经后期、月经量少、经行色淡或经闭不行；若脾气虚弱，失于统摄，可致月经量多，甚至崩漏。肝主藏血，而冲脉又为血海，血属阴，任脉总司人身之阴。肝脏机能正常则将余血通过冲任下注胞宫而为月经，所以肝脏机能之盛衰可直接影响血海的盈亏。肝喜条达，易于怫郁，肝郁则气滞，气滞血亦滞，甚则成血瘀，从而成为诸月经病之肇端，尤其是经行不畅、痛经、闭经等月经病与此关系更为密切。冲任和肾的关系尤为密切，肾为先天之本，藏精之脏，所藏之精是人体生长发育繁殖的重要物质。冲任二脉起于胞中，胞脉系于肾，冲任又根于肾，肾气盛然后冲任通盛，方能月事以时下。冲任的功能活动以气血为物质基础，冲任的通盛与衰竭，都以肾气的盛衰为前提，肾气虚弱则诸多月经疾病随之发生，尤其是月经初潮过晚，月经稀发，闭经等病证与此关系更为密切。

无论是脏腑、气血、经络功能失调间接影响冲任而致月经病者，还是因各种致病因素直接损伤冲任者，对月经的正常潮汛都有重大影响，其常见的病理证型主要有：

（1）冲任不足：冲为血海，任司一身之阴，冲任不足则血海不盈，阴血亏虚，可致月经迟至、月经稀发、月经量少、闭经等。

（2）冲任不固：是指冲任二脉受损，气血两虚，不能固摄的病变。常可致月经先期、月经量多、崩中漏下等。

（3）冲任损伤：房室劳损，或孕育过频，屡犯坠胎等均可损伤冲任，可致月经失调、经行腹痛、经行腰痛、崩漏或闭经等。

（4）冲任瘀滞：冲任二脉受损，以致瘀阻冲任，经血运行不畅，常见于经来块多、痛经、闭经、崩漏等。

（5）冲任伏热：内热或外热损伤冲任，血被热灼，常可致月经先期、月经过多、崩漏等血得热而妄行之类月经病。若热邪久蕴，营阴大伤，则反而出现月经量少，乃至闭经等。

（6）冲任气逆：由情志内伤，或冲气冲盛，冲任之气上逆，可致经行吐衄、月经量少、经行头痛、经行恶心呕吐等。

（7）冲任虚寒：肾气不足，虚寒内生，或寒邪直接损伤冲任，可致冲任虚寒，多见于经行小腹空坠发凉、经行畏寒、小腹冷痛、月经后期等。

## 血气失调可致哪些月经病

月经的主要成分是血,然气为血之帅,气行则血行,气滞则血滞,滞甚则成瘀;气热则血亦热,气虚血亦虚,气寒血必寒等。气与血不仅在月经的正常潮汛当中起重要作用,血气失调也是导致月经病的重要病机之一。兹分述如下:

(1)气病:气既指构成人体和维持人体生命活动的精微物质,又指脏腑组织的生理功能,以升降出入为基本运动形式,不断地流行全身,推动人体正常的生长发育与生理功能的实施。如果各种病因作用于人体,导致气的生成不足、运行障碍和功能失常,则会引起气的病理变化。主要的有以下几点:

①气虚:气虚是指人体脏腑组织机能衰退所出现的病变,多与脾肺有关。因脾主运化,为生气之源,肺又主一身之气。脾肺气虚,功能衰弱,则会导致全身脏腑组织失养而致虚弱。气虚失于温煦,则见经行畏寒、经行小腹发凉、痛经等;气虚失于固摄,则见经行自汗、经行遗尿、经来量多、甚至成为崩漏等;气虚失于防御,则易患经行感冒、经行发热等。另外,如临床上较为常见的经行心悸、经行倦怠、经行头昏等也多与气虚有关。

②气滞:气滞是指脏腑气机阻滞,运行不畅,以致升降出入失

常所表现的病变。凡情志不遂，肝气郁滞；或饮食不节，胃肠瘀滞

等，均可导致气滞的病变。气机阻滞，运行不畅，经则不利，常见

经行胸胁胀痛、脘腹胀痛或窜痛；若肝气郁滞，疏泄失常，则常见

经行乳胀、经行心烦、经行善太息、经行情绪抑郁、月经先后无定

期、痛经或闭经等。若胃气郁滞，胃失和降，则见经行呃逆嗳气、

经行恶心呕吐、经行食少泛酸等。若肠气郁滞，传导不利，则见经

行肠鸣腹泻或经行便秘等。若肺气郁滞，宣降失常，则见经行咳嗽，

经行哮喘等。

③气逆：气逆是指气机升降失常，当降不降，逆而上行所出现

的病机。多影响肺、胃、肝等脏器。肺气上逆可致经行头痛、经行

头晕、经行耳鸣、经行心烦等。

（2）血病：血为水谷精微所化生，通过心的推动、肝的调节、

脾的统摄而运行全身，发挥濡养人体脏腑组织器官的作用，故血的

病机常与心、肝、脾的功能失调有关。血病病机主要有：

①血虚：血虚是指血液亏少不能濡养脏腑组织所出现的病变。

凡各种出血，或脾虚血的化生不足，或七情劳伤，阴血暗耗，均可

导致血虚。血虚不能上荣，则见经行头晕、经行视物模糊等；血不

养心则见经行心悸、经行失寐等；血虚经脉失养，则见经行手足麻木、

经行四肢乏力等；血不养肝，冲任空虚，则见月经量少、经来色淡、

月经后期、甚至闭经。

②血瘀：血瘀是指血液运行不畅，瘀滞于脏腑、经脉与组织器官内，或离经之血未能及时消散排出，留滞于机体某处所表现的病机。血瘀可由多种因素造成，但往往与气滞有关。因为气为血之帅，气行则血行，气滞则血亦滞，故血瘀也是血气不和的一种表现。《素问·调经论》中说："血气不和，百病乃变化而生"。瘀血留滞，血行不畅，经脉不通，脏腑组织则失于濡养。由于瘀血阻滞的部位不同，症状也不完全一样。临床所见之经行头痛、经行胸痛、经行胃痛、经行少腹痛及肢体痛，呈现刺痛且疼痛拒按拒揉，痛处固定不移者，多与血瘀有关。若血瘀胞宫者，则见经行后期，经色黑紫有块、痛经明显，或见闭经，个别病例可在小腹部出现 NF8FE 积。另外，由于导致瘀血的原因不同，其兼证也不一样。因气虚致瘀者，多见经行乏力、经行自汗等；气滞致瘀者，多兼见经行心烦、经行胁肋胀满，血寒致瘀者，多见经行小腹冷痛等。

③血热：血热是指血分热，或热邪侵犯血分所出现的病变。凡情志不畅，郁而化热，或其他热邪扰及血分，均可导致血热为病。临床常见于月经先期、月经量多、崩中漏下、经行心烦、经行发热、经行衄血、经行失眠、经行神志失常等。

④血寒：血寒是指血分感受寒邪所出现的病变。凡素体阳虚，

或过食寒凉生冷；或外寒入侵，客于胞宫，血为寒凝，均可导致血寒为病。血寒所致之月经病，常见者如月经后期、经来量少、痛经、闭经等。

⑤出血：出血是指血液不循常道溢出脉外所出现的病变。凡血热迫血妄行，气虚不能摄血，瘀血阻滞脉道等，均可导致出血证，这是妇科临床上最为多发的病证。诸如月经先期、月经量多、崩漏、经行鼻衄、经行皮肤紫癜、经行目衄等均属此范畴，由于形成机制不同，临床症状亦异。血热而致诸出血，一般以阴虚为主，伴有阴虚的表现；气虚不能统血者，多为脾气虚；血瘀而致出血者，多有比较典型的血瘀症状。其具体临床表现与形成机制，前面已有叙述。

（3）气血同病：气与血沿着经脉一起流行，在生理上相互联系，相互依存，在病理上也相互影响，两者是矛盾的对立统一。如气虚可导致血虚、血瘀、出血、气滞也可以导致血瘀。血虚可导致气虚，血脱可引起气脱等。因此，气血每多同病。常见的有以下几种情况：

①气血俱虚：气血俱虚是指气虚和血虚同时存在的病变。凡久病不愈、气血两伤；或先有失血，气随血耗；或先有气虚，不能生血等，均可导致气血俱虚的病变。气血俱虚则脏腑形体失养，功能低下。多表现为面色萎黄不华或苍白，不耐动劳，经行头晕、经行心悸、经行乏力、经行畏寒等，其表现每以经行中后期及经行过后为著。

②气滞血瘀：气滞血瘀是气滞与血瘀并见的病变。气滞可引起血瘀，血瘀也可导致气滞。一般情况下，此类病变过程，先则"气留而不畅"，继则"血壅而不濡"。瘀血既成之后，反过来又影响气的流行，两者互为因果，形成恶性循环。在临床上既有气滞的表现，又有血瘀的症状。多见于痛经、闭经、月经先后无定期、经行诸合并症等。

③气血逆乱：气血逆乱是指气血偏并，失其调畅而致逆乱的病变。多由情志郁结，脏腑阴阳失调，气机紊乱所致。临床多见于经行心烦善怒、经行失眠、经行吐衄、经行头痛、经行神志失常等。

④气随血脱：气随血脱是指由于大量出血，以致气随之暴脱的病变。多由于月经过多或崩中漏下所引起。临床除有失血的征象外，由于大量失血不能上荣，而见面色苍白；阳气外脱，不能温养四肢，而见四肢厥冷；气脱肌表不固，则见大汗淋漓；气血暴脱，神失其养，可致昏厥。此类病证虽临证鲜见，但属月经病中之危急重症，应急速救治。

## 🔲 肥胖与消瘦对月经有什么影响

医学上将实际体重在平均标准体重的 120% 以上，或体重指数

（BMI）> 25 视为肥胖；实际体重低于平均标准体重的 20%，或 BMI < 19 时，应视为体重过低或消瘦。无论是肥胖还是消瘦，对月经的正常潮汐都有一定影响。

（1）肥胖：引起肥胖的原因很多，如遗传因素、肾上腺皮质疾病、卵巢疾病、脑病、糖尿病等。有研究显示，父母双方皆为肥胖者，后代肥胖的发生率为 73%；父母有一方是肥胖者，则发生率为 41%；父母双方均不肥胖，发生率为 9%。最常见的是单纯性肥胖，这可能与生活方式、饮食习惯有关。长期摄入食物所产生的热量超过机体活动所消耗的需要，剩余的热量就会转化为脂肪贮存在体内。

肥胖者体内脂肪过多，脂肪间质细胞中的芳香化酶活性高于正常水平，它将体内雄激素转变为雌激素的量为正常体重者的 2 ~ 5 倍。不仅如此，肥胖者雌激素的主要代谢产物，仍然为具有生物活性的雌三酮。这两种来源的雌激素不像卵泡分泌的雌激素那样有周期性波动，因此不能诱发垂体大量释放黄体生成素（LH）与卵泡刺激素（FSH），形成血内 LH/FSH 峰，排卵便停止或稀发。月经则可稀发、淋漓或量多。体内高水平的雌激素长期作用，且无孕激素对抗，易引起子宫内膜增生或腺癌。

肥胖女性血内的有生物活性的游离雄激素水平可过度增高，造成面部、乳头旁或下腹中线的汗毛粗多而长。过多的游离雄激素还可以抑制卵泡发育，引起闭经和不孕。

（2）消瘦：消瘦的形成原因可因食物中营养热量不足、或胃肠道疾病导致营养物质吸收不良、慢性感染、肿瘤使营养物质消耗过多等。有些女子过分追求苗条体型，过度节食或采用不适当的方法减轻体重，亦会导致体重过低。著名的美国人口环境学教授 Frisch 报告，身高 1.65 米的少女，体重至少要达到 49kg，体内脂肪量必须达到体重的 17% 时月经才可能来潮，被称为临界体重（体脂）；而建立规则的排卵月经时，体内脂肪量必须达到体重的 22% ~ 26%。这些脂肪主要分布在乳房、腹部及髋、臀部。

还有许多现象也证明，体重或体内脂肪量适当是维持正常卵巢功能的必要条件。例如 19 世纪西方国家少女月经初潮平均年龄为 15.5 岁，而现在为 12.6 岁。这与西方国家经济发达后营养充足，体重增加提早有关。我国城市少女初潮年龄亦有提早的趋势。又如，胖的女孩初潮早，消瘦者则迟。有的少女患神经性厌食症，体重下降至一定程度，月经即停闭。这似乎是一种生理性避孕。因为体重过低时不能胜任妊娠及分娩的负担。

体重过低对身体亦有害，如体力、精力不足，易患呼吸道、消化道疾病、闭经及骨质疏松症等。体重过低时，由脂肪转换而生成的雌激素量减少，雌激素的主要代谢产物转变为有抗雌激素活性的儿茶酚雌激素。这些改变作用于脑内，使GnRH脉冲分泌受到抑制，就像逆转到儿童时期一样，出现闭经。低雌激素状态使骨骼内钙质丢失加速，日积月累便会造成骨质疏松症。

体重过低者应该到医院查明原因，及时治疗。在饮食方面应纠正挑食、偏食及吃零食的习惯，定时定量摄入热量充足、富有蛋白质及维生素的食物。同时进行适当的体育锻炼，增加食欲，改善消化功能，使体重增加至正常范围内。

附注：医学上通常以身高（cm）减去105，即得出平均标准体重（kg）。实际体重与平均标准体重相差正负10%范围以内，都以视为正常。还有一种方法是以体重指数（BMI）即体重（kg）/身高（m$^2$）表示，BMI=19 ~ 24时视为正常。

# 功能性子宫出血中医病机

（1）肝肾不足：素体肝肾不足，或早婚早育、房劳伤精，过多流产等，致使精血亏虚，肝肾阴虚。阴虚生内热，热灼冲任，迫血妄行而致功能性子宫出血。

（2）脾肾阳虚：素体脾肾阳虚，或房劳多产，久病损伤，饮食劳倦等脾肾受损。脾阳虚则统摄无权，肾阳虚则封藏失职，以致冲任不固，造成功能性子宫出血。

（3）瘀血阻滞：肝郁气滞，血行不畅；或寒凝血瘀，瘀血阻滞冲任胞宫，新血不得归经，故出现功能性子宫出血。若血瘀内滞日久化热，更灼血络而致出血不止。

## 青春期子宫出血的病因病机

女性月经初潮之后(一般指13～18岁的女性)，阴道不规则出血，量或多或少，或淋漓不断者，中医称为"室女崩漏"，西医称"青春期子宫出血"。

青春期女性生机旺盛，且肾气未实，身体仍处生长发育时期，容易被病邪所伤，造成脏腑功能紊乱。故青春期崩漏多责之于肝肾不足，脾肾阳虚，血热妄行，气虚失摄。

（1）肝肾阴虚：室女生机旺盛，对肝肾精血的需求量较大。如先天不足，或后天失养，易致肝肾阴亏，虚热内生，扰动血海，血液妄行而造成崩漏。

（2）脾肾阳虚：室女肾气初盛而未实，若后天调摄不利，劳倦过度，饮食所伤，忧思过度等，易损伤脾肾，造成脾肾阳虚，冲任不固，以致形成崩漏。

（3）气虚不摄：先天不足或后天失养，再若劳倦过度，大病久病迁延等，易于损伤正气而致气虚不摄，血海藏泻失调，形成崩漏。

（4）血热妄行：室女生机旺盛，脏腑娇嫩，如调摄不利，或外感邪热，或过食辛热，或忧郁化热等，易于损伤冲任，迫血妄行而致崩漏。

第 2 章

# 发病信号

## 疾病总会露马脚，练就慧眼早明了

## 哪些疾病可引起阴道出血

阴道出血是妇产科疾病中最常见的症状，可有许多疾病引起，本病除正常的月经出血外，可表现为月经过多，经期过长，不规则出血，接触性出血等，出血多时可出现贫血，严重时并发出血性休克，危及生命；但出血量少者可能为生殖道癌肿的一个早期症状。为此，对阴道出血必须予以重视，不可盲目对症治疗，以免延误病情，引起不良后果。

（1）老年性阴道炎、子宫颈糜烂及子宫颈息肉，多在妇科检查后或性生活后有少许新鲜出血，平时可能有血性白带（有时白带呈高粱米汤样或琥珀色），子宫内膜炎、子宫内膜增殖症也能引起阴道出血。

（2）功能性子宫出血及服黄体酮、己烯雌酚、避孕药等激素药物停药后可引起阴道出血。

（3）子宫肌瘤、子宫肌腺症、子宫颈癌、子宫体癌以及卵巢的颗粒细胞瘤都会引起阴道出血并伴有赤白带。

（4）血小板减少性紫癜、白血病以及肝功能损伤而致阴道流红，伴皮肤有出血点。

（5）停经后不规则出血，发生在育龄女性中，首先考虑为妊娠有关的疾病，如流产、宫外孕，葡萄胎、恶性葡萄胎、绒毛膜上皮癌。

（6）经前或经后血染，如月经来潮前数天，或来潮后数日有少量血性分泌物，一般为卵巢功能不正常；上环后月经不调。

（7）妊娠晚期出血，可能产生前置胎盘、胎盘早剥、子宫破裂。

（8）妊娠出血可能为胎盘残留、子宫复旧不全、产褥感染。

（9）幼儿阴道出血，可能患阴道肉瘤。

（10）绝经期女性阴道不规则出血，且量多，持续时间长，应排除子宫内膜癌及生殖恶性肿瘤。

女性由于各年龄阶段的生理特点不同，所以年龄对诊断阴道出血有重要参考价值。如幼女与绝经期女性的阴道出血应多考虑器质性病变，青春期女性多考虑为功能失调性子宫出血，在育龄女性应多考虑与妊娠有关的疾病，同时在临床上应详细追问病史，仔细查体，做必要的辅助检查，一般能够在早期得出正确诊断，进行治疗。

## 无排卵型功血的临床表现

无排卵型功能失调性子宫出血主要表现是月经完全不规则，一般不伴有痛经。出血的类型决定于血清雌激素的水平及其下降的速度、雌激素对子宫内膜持续作用的时间及内膜的厚度。量可少至点滴淋漓，或可多至有大血块造成严重贫血；持续时间可由 1 ~ 2 天至数月不等；间隔时间可由数天至数月，因而可误认为闭经。由于病程缠绵，同时可有贫血、多毛、肥胖、泌乳、不育等。

## 无排卵型功血的并发症

无排卵型功能失调性子宫出血可继发感染、不孕、精神负担。有时本症还可与某些器质性疾病同时存在，如子宫肌瘤、卵巢分泌雌激素肿瘤等。

## 青春期功血的临床表现

青春期功能失调性子宫出血大多属于无排卵型月经，可分为：

（1）过多型：子宫内膜迅速增生肥厚，坏死脱落，导致经量过多，月经周期间隔缩短。表现为月经频发伴月经过多。

（2）低落型：E 水平虽低落，但因卵泡不规则，一些卵泡尚未完全萎缩，另一些卵泡又发育而出现 E 累积现象，同样使子宫内膜增生肥厚，脱落时出血量多，持续时间长，多有一段停经时间之后出现出血，故常有月经不规则伴经量过多，经期延长。两型中以后者更为多见。

## 青春期功血的检查

（1）血常规检查、出凝血时间、凝血酶原时间及促凝血酶原激酶时间、纤维蛋白原、血液生化如甲状腺功能、肝功能的检查、肿瘤标志物检查。

（2）其他辅助检查：B超检查。

## 青春期功血的诊断

青春期功能失调性子宫出血应在排除其他病变的基础上确定诊断。因而要有详尽的病史，细致全面的体检，尤其要重视有无肝脾肿大以便发现凝血障碍性疾病。妇科检查时要注意处女膜情况，肛诊注意子宫大小及硬度，以排除最常见的妊娠并发症，如先兆流产、不全流产。假如病人母亲在妊娠期间有服用己烯雌酚等合成E药物史，要考虑排除阴道宫颈腺病及透明细胞癌的可能。少女感情脆弱，如有精神紧张（如考试、惊吓）、体力过度消耗（如运动锻炼、工作劳累）、甲状腺功能轻度减低都可引起月经紊乱。因此甲状腺功能检查应列为常规。

青春期月经过多病例中凝血障碍也占重要位置，尤其是特发性血小板减少性紫癜（idiopathie throm bocytopenic purpura，ITP）。

询问病史时强调了解有无鼻出血、牙龈出血及易致皮肤青紫，有无出血性疾病家族史。

## 青春期功血的鉴别诊断

应注意与结核性盆腔炎，子宫内膜结核、子宫内膜炎、继发于凝血机制障碍的出血相鉴别，排除出血性疾病所引起的月经过多。

## 围绝经期功血的临床表现

患者月经周期长短不规律，闭经或月经频发；出血量多少不定，出血量多少与子宫内膜增生程度、坏死脱落量有关；经期长短不一，即所谓三不规。

　　无排卵功能失调性子宫出血往往先有数周或数月停经，然后有多量出血，也可一开始即为阴道不规则出血。临床可表现为月经过多、月经频发、子宫不规则出血、子宫不规则过多出血。

　　并发症：严重出血或出血时间长可导致贫血，休克和感染。

第 3 章

# 诊断须知

## 确诊病症下对药，必要检查不可少

## 无排卵型功血的实验室检查

（1）阴道涂片雌激素水平呈轻度至中度影响。

（2）血清 E2 浓度相当于中、晚卵泡期水平，失去正常周期性变化。

（3）黄体酮浓度＜ 3ng/ml。

（4）促黄体生成激素（LH）及促卵泡激素（FSH）水平正常或 LH/FSH 比值过高，周期性高峰消失。

（5）血常规、凝血功能检查、血绒毛膜促性腺激素（HCG）、催乳素（PRL）、测定及甲状腺功能检查。

## 无排卵型功血的其他辅助检查

（1）组织病理检查：子宫内膜活检病理检查可呈增殖、单纯增生、复合增生（腺体结构不规则，但无腺上皮异型性改变），子宫内膜息肉或非典型增生（腺上皮有异型性改变），无分泌期表现。非典型增生属癌前病变。偶可并发子宫内膜腺癌。

（2）子宫输卵管造影检查。

（3）经阴道超声检查。

（4）宫腔镜检查。

（5）基础体温（BBT）曲线呈单相型。

## 无排卵型功血的诊断原则

诊断的关键是除外非生殖道（泌尿道、直肠肛门）及生殖道其他部位（宫颈、阴道）的出血、全身或生殖系统器质性疾病引起的出血及医源性子宫出血。结合症状、体征及实验室检查即可诊断。

## 无排卵型功血的鉴别诊断

鉴别诊断需依靠详细的月经及出血史、全身体检及盆腔检查诊断性刮宫或子宫内膜活检病理、子宫输卵管造影、宫颈刮片等手段。但有报道上述诊断方法对小型宫腔内病变（如息肉、黏膜下肌瘤）漏诊率达 17% ～ 38%。

（1）经阴道超声检查对鉴别诊断有重要的价值。Dodson（1994）采用经阴道超声检查研究了 45 例月经频多患者的病因，结果显示，超声检出器质性疾病 31%，敏感性较一般盆腔检查（检出率 9%）高3.5 倍。可发现小型卵巢囊肿，有无多囊卵巢超声相，并根据内膜超声相特征判断体内雌、孕激素水平。若内膜增厚、回声增强，应怀疑增生、腺癌或黏膜下肌瘤，需行刮宫检查以助确诊。超声检查并不能鉴别病变的良恶性质，不能代替病理检查。

（2）宫腔镜检查已成为鉴别子宫出血原因不可缺少的手段。Lewis（1990）报道宫腔镜检查有息肉、黏膜下肌瘤的患者中，仅62%、74%子宫输卵管造影有阳性发现。宫腔镜检查的可靠性还与术者的经验有关，熟练者可能有20%的假阳性，而无假阴性。许多作者推崇宫腔镜检查及直视下选点活检，敏感性达98%，而盲刮仅65%。

# 围绝经期功血的实验室检查

（1）性激素测定：为反映体内生殖内分泌状态和卵巢功能最确切的指标。于激素治疗前，或在基础体温（BBT）指导下择期采血，测定FSH、LH、催乳素（PRL）、雌二醇（E2）、孕激素（P）、睾酮（T）水平，区别功能失调性子宫出血类型、与多囊卵巢综合征、高泌乳素血症鉴别，从而指导临床制定治疗方案，使治疗更具有针对性。

（2）阴道脱落细胞涂片：动态观察阴道脱落细胞，通过阴道上皮细胞成熟指数（MI）了解体内 E 水平，作为诊断、分型及治疗中的监测指标。

## 围绝经期功血的其他辅助检查

（1）宫颈黏液评分：了解体内 E 水平，如在出血前甚至流血期宫颈黏液仍呈羊齿状结晶则提示为单一 E 作用，无排卵功能，可作为功能失调性子宫出血临床分型、E 水平估量和观察疗效的简易指标。

（2）BBT：是功能失调性子宫出血诊断中最常采用的简单易行的方法之一，根据 BBT 相，结合其他监测指标，作为功能失调性子宫出血分型，观察疗效以及指导治疗的最简单易行的手段。

（3）诊断性刮宫术：可了解子宫内膜与卵巢功能状态，又能直接止血。对围绝经期出血及有内膜癌高危因素者，应首先行分段刮宫术，排除恶性病变。诊刮必须全面刮除子宫内膜功能层，组织物送病理检查。还应注意宫腔深度、形态、宫壁是否光滑等。诊断性刮宫术的敏感性 78.8% ~ 84.5%，特异性 100%。

（4）B 型超声：B 超可以发现被诊刮忽略的黏膜下小肌瘤，发现卵巢肿瘤，子宫内膜厚度测量与动态观察等。由于其无创伤和可重复性，对功能失调性子宫出血的诊断和鉴别诊断、判断治疗效果及指导临床治疗均起重要作用。

（5）宫腔镜检查：宫腔镜检查能直接观察宫内及颈管内病灶的外观形态、位置和范围，对可疑病灶进行定位活检。故对久治不愈的功能失调性子宫出血宫腔镜检查有助于发现子宫内病变并可在直视下选点取材，减少误诊。宫腔镜检查的敏感性94.1%，特异性95.5%。

## 围绝经期功血的诊断

围绝经期功能失调性子宫出血的诊断必须首先排除全身及生殖系统器质性病变，除外医源性因素，如滥用性激素导致的异常出血等。诊断未明确前不可盲目进行激素治疗。

（1）病史：仔细询问个人月经史、生育及避孕史、发病年龄、发病情况、可能诱因，有无甲状腺、肾上腺、肝脏与血液病及其治疗史，性激素治疗情况尤应注意所用激素和药物的名称、剂量、疗效、激素测定和内膜诊刮的病理结果，对诊断和进一步治疗有十分重要的参考价值。

（2）体格检查：注意全身营养、精神状况、有无贫血、血液病、出血疾病症状体征（出血点、瘀斑、紫癜和黄疸）、淋巴结和甲状腺及乳房检查。盆、腹腔有无肿物和肝脾是否肿大等。

（3）妇科检查：已婚女性应常规做三合诊检查。注意观察出血量、来源、性质。

## 围绝经期功血的鉴别诊断

准确诊断功能失调性子宫出血并非易事，而误诊"功能失调性子宫出血"常有发生。不正常子宫出血可由多种疾病引起。

（1）妊娠及妊娠相关疾病

①流产：当患者无停经史而伴有不规则少量阴道出血，尤其近围绝经期者，容易误诊为功能失调性子宫出血。

②宫外孕：部分宫外孕患者无停经史而以不规则阴道出血为主要表现，个别还可表现为较多量的阴道出血，如以"功能失调性子宫出血"给予雌孕激素治疗，常可导致严重后果，可能发生输卵管妊娠破裂。

③滋养细胞疾病：近围绝经期葡萄胎患者可能被忽略妊娠的可能性，无葡萄胎史的绒癌患者也可能误诊功能失调性子宫出血延误确诊时间。

（2）生殖器官肿瘤

①子宫肌瘤：尤以小型黏膜下肌瘤伴有不规则阴道出血的围绝经期患者可能误诊。应了解子宫基本正常大小时，仍有器质性疾患存在的可能。若按功能失调性子宫出血治疗无效时，更应进一步确定诊断。

②宫颈及子宫恶性肿瘤：如子宫内膜癌往往以不规则阴道出血为主要症状。如不及时行诊刮术则可能误诊为功能失调性子宫出血而延误治疗。

③功能性卵巢肿瘤：如卵巢颗粒细胞瘤及卵泡膜瘤，可因肿瘤分泌的雌激素作用导致子宫内膜增生过长，如仅针对内膜病变治疗，则延误了卵巢肿瘤的诊断。

（3）生殖器的其他器质性疾患：常见的有子宫内膜异位症、子宫肌腺病、盆腔炎、盆腔结核，尤其在子宫内膜结核的早期，以及子宫内膜息肉、宫内节育器所致不规则阴道出血均常与功能失调性子宫出血混淆。

（4）全身性疾病：包括急性感染、血小板减少症、再生障碍性贫血、白血病、肝硬化以及抗凝血治疗等，都有可能在一段时期内被误为"功能失调性子宫出血"。

# 诊断月经病时如何进行问诊

问诊是诊断疾病的重要方法之一。因为有很多证候都是患者的自觉症状，必须要通过问诊来了解病情。对于疾病的发生与发展，治疗经过和过去病史，生活情况等，也必须通过细致的询问方能了解。

（1）问年龄：年龄与月经病的关系颇为密切，从月经初潮到绝经这一过程，因年龄不同，在生理和病理上都有差异，其发病情况也各有偏重。在青春期，肾气初盛，发育尚未成熟，身体还不够盛壮，月经周期还不可能很好地建立，容易出现月经期与量的改变。如年逾18周岁，仍未见月经初潮者，则属原发性闭经，应及早调治。如果在10周岁以前便月经来潮，往往由于肾气未充，易发生月经失调，应密切观察。中年女性既是胎产哺乳的生理阶段，又是工作学习比较紧张、家庭负担较重、社会事务繁忙的时期，阴血易耗，阳气易伤，每多阴血不足与七情内伤为患。此时期月经病的发病率很高，尤其是经行合并症的发生率更高。更年期女性，肾气渐衰，天癸将竭，冲任虚少，易致阴阳失调，而出现月经期、质、色、量的改变。

（2）问月经之期、质、色、量、味：月经病主要表现在月经之期、质、色、量、味的异常，有仔细询问探究的必要。如经行先期、量多、色深红、质浓稠或夹有血块，有臭味者，多属血热；若经行先期、量多、色淡红、质清稀、无腥臭气者，多属气虚。如经行后期、量少、色黯、夹有血块者，多属阴寒内盛；经行后期、量少、色淡、质稀者，多属于血虚。如经行先后无定期，量或多或少，断续不匀，经色紫黯，夹有小血块者，多属肝郁血滞，气血运行不畅为患。如经质黏稠而臭秽者，多为血热；经来清澈而臭腥者，多为内寒；若经味臭秽似脏腐败气，下血量多不止者，多提示病情严重。

（3）问经行合并症：经行合并症是月经病学的主要组成部分。由于某种证候出现的时间与性质不同，其病理机制也大不一样，必须通过详细的询问以后才能做出正确的判断。如经行腹痛一证，在行经期或经前腹痛而拒按者，多属实证；经后腹痛而喜按者，则属虚证；经行小腹冷痛，得热痛减者，则属寒证；经前或经期小腹胀痛，痛甚于胀者，多属血瘀；经前或经期小腹胀痛，胀甚于痛者，多属气滞。又如经行泄泻一证，经行大便稀薄，脘腹满闷，纳呆神疲者多脾虚；若经行泄泻之前必先腹痛，泻后痛松，胸胁痞闷，嗳气不舒者，多为肝郁脾虚；若经行大便如水，每于五更必泻，伴有腰酸肢冷者，多属肾虚。

（4）问带下：月经与带下的关系非常密切，了解带下情况，对于月经病的辨证有重要参考价值。带下色白清稀者，多属虚证，寒证；带下色黄，或黄赤黏稠者，多属热证、实证；带下量多色白如涕如唾者，多属脾虚湿盛；带下清稀量多，清稀如水者，多属肾阳不足；带下色黄或赤，淋漓不断，且伴外阴瘙痒者，多属肝经湿热；带下如脓如血者，多为热毒或湿毒；带下量极少或全无者，则多属肝肾阴亏等。根据月经期、质、色、量、味的变化，结合经行合并出现的证候，参以带下的变化，可为正确的辨证与治疗提供许多有益的依据。

（5）问起病原因：每一种月经病的发生都有其病因可究，准确的致病原因是分析判断疾病的重要依据。以痛经为例：因情志不遂，精神刺激而引起者，多属肝郁气滞；因经期冒雨涉水，或临经贪食生冷，久居寒湿之地而引起者，多属寒凝胞中；因房劳多产而引起者，多属肝肾虚损；大病久病之后，体虚未复而出现痛经者，多属气血虚弱等。因此，凡诊治月经病必须首先问清楚其起因，否则易于造成误诊与误治。正如《素问·征四失论》中谓："论病不问其始……何病能中？"

（6）问既往病史与现在症状：在临床上，首先了解疾病的既往情况，病变过程，再结合现在症状，才能得出初步正确的诊断。尤其是经行合并症患者，患者的既往病史往往与当前的病证有因果关系，在问诊时更需要将既往病史与现在症状有机地结合。如经行头痛、经行头晕、经行胃痛、经行癫痫等，有不少患者既往曾有类似发作，经治疗后症状虽已基本消失，但病根未除，一旦条件成熟，便在经行前后或经期复发。所以问明既往病史，对于现在病证的诊断颇有帮助。

问现在症状是问诊中的要点，是辨证的主要依据。虽然某些客观存在的症状，可以从其他诊法中获得，然而某些自觉症状，却需从问诊中进一步证实。如月经周期的先后、经期的长短、经量的多少、经质的稀稠、经色的深浅，以及经行合并症状出现的具体时间、性质、程度等，多数还是需要通过询问而获得。由于现在症状是本书下篇每一个病证中重点介绍的内容，此处不再赘述。

（7）问家族史与个人史：有些月经病的发生有着比较明显的遗传倾向，如月经初潮过晚的女子，其生母亦多数月经初潮较晚，询问病人及家属的病史，可以帮助诊断。

个人史包罗的内容较多，如工作种类、生活习惯、饮食嗜好、居住环境等都包括在内。以上个人具体情况的不同，对疾病的发生、发展、转化均有一定的影响。如素嗜辛辣的人易形成月经过多、经期延长、月经先期等血热类病证。长期居住潮湿之地的女子，易于发生经行身痛、经行浮肿、经行眩晕等寒湿类病证等。对病人个人史了解的愈详细具体，则搜集到的辨证依据也就愈充分。

（8）问婚产史：对已婚女性则需询问婚产情况，包括曾否妊娠、妊娠次数、分娩情况、有无自然流产、人工流产等。如婚后屡行人工流产者肾气必受损，屡发自然流产者脾肾每多不足，婚久不孕者情志多有不遂，这些因素都足以导致月经病的发生。了解以上内容对于正确分析判断疾病有颇多帮助。

（9）问精神心理：月经病的发生多与精神心理变化休戚相关。情志和畅与否以及病后的心理状态，对疾病的发展、转化影响甚大，应予特别重视。

问诊是一项复杂细致的工作。临诊时医者要安神静志，庄重严肃，务使病人毫无顾忌地尽情倾诉病情，以便正确地分析判断病情，搜集更多的辨证资料。

## 诊断月经病时如何进行望诊

望诊主要是观察患者的神、色、形、态，以测知其体内变化的情况。

（1）望面色：人体内脏腑气血发生异常时，往往会在面部反映出相应的病色。如面色白而体胖虚浮，多属气虚而有痰湿，临床可见月经过多、月经先期、崩漏、经行泄泻等；面色萎黄而身体消瘦，多为血虚、脾虚，临床可见月经后期、月经过少、闭经等；面色浮红而颧赤者，多为阴虚火旺，临床可见闭经、崩漏、经行吐衄、经行发热等；面色紫黯，多为瘀血停滞，可见痛经、闭经等；面色晦暗，颊部、额部有黯黑斑，或眼眶黯黑者，多为肾气不足，可见月经后期、闭经、崩漏、席汉氏病等。

虽然我国人同属黄色人种，但由于人们的工作环境、营养状况、年龄阶段、所处气候等有所不同，其肤色也不可能一致。长期室内工作的人肤色即稍白，久经日晒的人肤色就相对地黑；年少的女子则肤色白嫩，年长的女性则肤色会相应变得稍暗，更由于有些女子善用化妆品涂抹，会影响本来的肤色。以上这些情况，临证时都应注意。

（2）望舌：望舌对于判断脏腑气血的虚实盛衰，分辨病位之所在，区分病邪之性质，判断病情之轻重，预测病变之预后等，都有其重要意义。望舌包括舌质和舌苔。

①望舌质：舌质是舌体的本身。舌质望诊也应注意神、色、形、态的变化。神的表现主要在舌质的枯荣。舌体荣润红活者，多数病情较轻，预后也好；若舌体干枯无华，板硬或瘦瘪者，多表明病久病沉，治疗困难，预后欠佳。

舌色有红、黄、绛、紫、灰、黑等几种。舌色较正常红者多为热，舌尖红赤为心火或兼有肺热，舌边红赤为肝胆之火炽盛，往往见于月经先期、月经过多、崩漏、经行吐衄等。舌色较正常淡者多属血虚，淡白者多因气血亏损或兼有内寒，多见于月经后期、月经过少、闭经、痛经等。舌色较正常黯，多属气血瘀滞，运行不畅，可见月经不调、经行乳胀、经行胃痛、经行胁痛等。舌色黯，甚或见有瘀点或瘀斑者，多属瘀血内阻，常见痛经、闭经、人流后胚胎残留等。

舌形与舌态，包括舌的老嫩、芒刺裂纹、胀、瘪，和舌的软、硬、战、痿、歪、舒、缩、吐弄等。与月经病关系密切的主要为舌形的胀、瘪与舌态的软、硬。舌胀胖大湿润，或边有齿痕者，多为脾虚或脾虚挟痰，常见于经行浮肿、经行泄泻、经断前后证候等。舌瘪瘦小而薄，多属津亏血少，瘦薄而色淡者多为气血俱虚，常见于月经后期、月经量少、崩漏、闭经等；瘦薄而色赤干燥或有裂纹者，多为阴虚火旺，阴津耗损，常见于经行量多、月经先期、崩漏、经行发热、经行腰痛等。舌体柔软灵活者病情较轻，病程短暂，在月经病临床以此种舌态为主；舌体硬强在临床上虽较少遇及，但多提示病情较重，多由热邪盛极，或瘀阻经脉而致，可见于经行抽搐、经行神志失常等。

②望舌苔：舌苔是舌面的苔垢。舌苔之厚薄，可察邪气之盛衰；舌苔之颜色，可诊病情之寒热；舌苔之润燥，可候津液之存亡。舌苔白者多属寒；黄者多属热；黑者有寒或有热，多属病久而重；苔白腻者多主寒湿；苔白而干者，多主寒邪化热伤津；苔黄腻者多主湿热；苔黄糙者多属胃热伤津；苔黄厚者多属胃肠湿热；苔黑薄者多属虚寒；苔黑厚者多为实热之甚等。

舌苔与舌质，虽然是不同的两个方面，但在临床应用上不能截然分开，必须进行综合分析，才能做出正确的诊断。

（3）望唇齿：脾开窍于口，其华在唇；肾主骨，齿为骨之余。望唇齿对于诊察脾、肾病证有一定帮助。

①望唇：唇色淡白多为血虚，常见于月经过多，崩漏等出血性月经病；脾虚化源不足也常出现唇色淡白。唇色较正常红者多为热证，深红而干焦者，是热盛伤津的征象，常见于月经先期、月经量多、经行发热、经行口渴、经行吐衄等。唇色发黄而较平时厚者，多属脾虚湿盛，可见于经行泄泻、经行浮肿、经质清稀、经断前后证候等。唇色青者主寒又主痛，主血脉凝滞，常见于痛经、经行胸痛，以及经行癫痫、经行抽搐、经行哮喘等病证。口唇燥裂，甚则从裂口处渗血者，多属于燥热伤津，阴虚火旺，多见于经行量多、月经先期、经行发热、经行便血等。

②望齿：牙齿的情况也能反映人体的健康状况，可以推测肾气的盛衰。一般来讲，牙齿干燥者，多见于热邪伤津，常见于经行量多、经行心烦、经行口渴、经行发热、经行不寐、经行狂躁等。牙齿干枯如枯骨者，多属肾阴大亏，真精不足，可见于经行腰痛、经断前后证候、闭经、月经稀发、经来过迟等。年未老而牙齿早脱落者，多提示肾气早衰，天癸不足，常见于未及"七七"（即49岁左右）

之年，即出现月经闭止不行，以及月经稀发、经行乏力、经行遗溺、经断前后证候等。女孩生牙过晚，多是先天不足，肾精未充的表现，待"二七"（即14岁左右）之年，月经会不以时而下，出现经行过迟，青春期月经稀发、经乱等。

（4）望形态：形态包括体形和姿态。观察病人形体的强弱胖瘦和动静姿态，也是月经病望诊中的一个重要内容。女子到了14岁以后，身体的发育逐步趋向成熟，胸廓、肩部、臀部丰满、乳房隆起，有腋毛和阴毛的生长，表现出女性具有的体态，并有月经来潮，这是女子青春期的标志。若年逾18周岁，身体仍矮小，肌肉羸瘦，乳房平坦，形同幼女，且无月经来潮者，为肾气未充的表现。形盛是有余的表现；消瘦为不足的象征。肥人形厚，常多血少气，气虚不运，容易停湿生痰；瘦人阴虚，常气少血，相火易于亢奋。正如《丹溪心法》中所说："肥人湿多，瘦人火多。"在临床上常见同感一邪发病，其素体阳虚的，多从寒化，阴虚的多从热化，说明病因虽同，体质禀赋不同，则疾病性质及其转变也往往不一致。所以观察病人素质形态，有助于综合分析临床症状。

（5）望月经：月经色泽之深浅、质之稠稀、量之多少、有无血块等，在临床上多数靠问诊获得，有时单、凭人的陈诉不一定准确，必要时可通过望诊获得。经色深者多属实、属热，色浅者多属虚、属寒；量多者多为实为热；量少者多为虚为寒；质稀者多为虚证，质稠者多为实证，有块者多为气滞或血瘀。实际当中还需参合临床见证加以辨别。

望诊的内容丰富繁多，在此不一一详述。在临床上，不论多么细小的情节，均应留意识别，再结合其他诊法，才可做出比较正确的诊断。

## 诊断月经病时如何进行闻诊

闻诊包括闻声音和嗅气味两个方面。前者凭听觉以诊察病人的语言、呼吸、咳嗽等声音；后者凭嗅觉以诊察病人和病室的气味以及病人的排泄物等来鉴别疾病。

（1）听声音：声音来源于气的鼓动。气有盛衰，所以声音就有强弱，声音的改变往往是内脏功能强弱的体现。外邪的刺激或内脏功能的病变，有时可导致声音的异常。发声重浊，声高而粗，多属实证；发声轻清，低微细弱，多属虚证；嗳声噫气，多属胸脘不畅。呼吸较粗者，多属正气不足。时发长吁短叹者，多为情志抑郁，胸怀不舒。如经行咳嗽，咳声重浊者，多为肺气壅盛；咳声不扬而气粗者，多属肺热；咳声低弱者，多为肺虚；咳气不畅者，多属肺气不宣。再如经行呕吐，吐声微弱，吐势徐缓者，多属虚寒；吐声壮厉，吐势较猛者，多属实热等。

（2）嗅气味：口出酸气者，多为胃有宿食，可见于经行胃痛、经行泛酸等；口气臭秽者，多有胃热，可见于经行神志失常、经行口疮等。月经臭秽者，多属瘀热或湿热；经味腥臊者，多属寒湿；经味臭秽难闻者，多为湿热蕴结成毒等。

值得注意的是，在闻诊时要注意病人生理的缺陷和感情心理状态上的变动，以及病人职业、生活习惯、卫生状况、文化水平的不同，并要与望、问、切三诊密切结合。

## 诊断月经病时如何进行切诊

切诊包括脉诊和按诊两部分，两者都是运用医生的手，对患者体表进行触摸按压，从而获得辨证资料的一种诊断方法。

（1）脉诊：月经将至或正值经期，无其他症状，其脉滑利者，为经行正常脉象。若滑中带数而有力者，多由冲任伏热，可见于月经先期、月经量多等；若沉细略滑者，多为血虚血海不充，可见于月经后期、月经量少、闭经等；脉细数而弱者，多属虚热伤津，阴亏血少，可见于经期过长、经行色淡、经行心悸等，脉来虚数而弱者，多为血亏脉道失充，可见于月经过多、崩漏、经行吐血等。突然失血过多者还可出现芤脉等。

女性的脉象，一般较男子柔弱而细小。《难经·十九难》中说："男脉在关上，女脉在关下，是以男子尺脉恒弱，女子尺脉恒盛，……男得女脉为不足……女得男脉为太过。"这一点临证中亦应加以注意。

（2）按诊：按诊是医者运用双手直接触按患者身体表面，以观察疾病的变化。

①按尺肤：从肘部内侧至掌后横纹处，名叫尺肤。诊察这一部分皮肤的缓急、滑涩、寒热，可以辨别病情的寒热、虚实。在月经病的诊察方面，由于进行其他部位的按诊有诸多不便，所以诊尺肤部显得比较重要。《灵枢·论疾诊尺》篇中说："审其尺之缓急大小滑涩，肉之坚脆，而病形定矣。"如果尺肤滑润，多病情较轻；尺肤枯涩，多病情较重，或有瘀血，可见于闭经、席汉氏病、久漏不止等。尺肤粗糙而热者，多属阴虚有热，可见于经行不寐、经行吐衄、经行神志异常等；尺肤润泽而凉者，多属阳虚内寒，可见于经行后期、经行畏寒、经行腰痛、经行遗尿等。

在临床上如果在进行其他诊断方法的同时，正确利用诊尺肤，对于辨证有颇多益处。正如汪石山所谓："既诊三部，而再柔其尺肤，可以得其身之冷暖、形之肥瘠、肤之疏密，可以知其深浅、内外、新久之病情。"

②按体表：主要在于探明全身肌表之寒温、润燥、肿胀等情况，以为辨证搜集佐证资料。如四肢不温，多为阳气不布，气血运行不畅，可见于病程迁延日久的月经病之月经后期、闭经、痛经等；如手足心热，多为阴虚内热，常见于经行量多、经行咳嗽、经行不寐、经行心悸等；如体表浮肿，按之凹陷不起者多为水湿，随按随起者则属气胀，可见于经行浮肿、经行泄泻、经行身痛、经断前后证候等。

在月经病的诊断中，必须四诊合参，不可偏废，并要结合全身症状，抓住主要矛盾，分清寒、热、虚、实，明确病变所属脏器与经脉，才能做出正确的诊断。

## 如何利用腹诊诊察月经病

五脏六腑之中，有三脏五腑位于腹部。十二经脉除足太阳膀胱经外，均循行于腹部。女性生殖系统的主要器官也都在腹部。月经病的症状与体征，大多数表现在腹部。腹诊是中医四诊在腹部的具体运用。因此，腹诊在月经病的诊察中具有重要意义。

（1）望腹：望腹主要观察其腹部外形之隆起与凹陷、腹壁之滋润与枯燥、皮肤色泽之深浅等。

①望腹辨虚实：一般情况下，腹部凹陷者多属虚，隆起者多为实；腹壁滋润者多为气血旺盛；枯燥者多为津血损伤；腹部平坦少皱者属气血尚盛；松弛多皱者为气血亏虚。

②望腹诊瘀血：望腹部皮肤诊断瘀血内阻，有一定的临床价值。《金匮要略·血痹虚劳病脉证并治》指出："内有干血，肌肤甲错。"皮肤粗糙、肥厚、干燥、角化、发硬、颜色深褐、鳞屑增多等表现，均属肌肤甲错。大凡腹部皮肤有以上体征者，多有瘀血内阻。

（2）闻腹：闻腹是用听觉和嗅觉来诊察腹部的一种诊法，由于诸多不便因素，后者较少被医者采用。

①闻声响辨虚实：清·石寿棠《医原·闻声须察阴阳论》中说："腹形充大，鼓之板实者，实也；腹皮绷紧，鼓之空空者，虚也。"此言确有一定临床价值。腹部膨胀的病人，叩之回声板实者，以气滞血瘀之类病证为多；击之有空空回声者，多为气虚或气滞作胀。通过区别不同的声响，可为立法用药提供一些有益的依据。

②嗅气味辨寒热：在月经病的诊察辨证过程中，病人坐在诊断桌前，或卧于诊察床上，常可散发出某些特殊的气味。湿热下注者，每可闻到腥臭的气味；臭腐难闻者，多有热毒内蕴。医者如能悉心体察，用嗅觉辨别不同的气味，对于分辨病之寒热尚属可靠。

（3）问腹：月经病的大多数症状。都表现在腹部，而患者腹部的主观症状，必须通过询问方可获得，所以问腹在月经病的诊断上极为重要。有关内容已在问诊中叙述，此处仅简要介绍如下：

①问腹辨寒热：寒热辨别资料的搜集，主要依靠询问。如见小腹冷痛者多属宫寒，可见于月经后期、经来量少、痛经等；如见腹痛遇热益甚，则多属血热，或阴虚内热，可见于月经先期、月经量多、崩漏等。

②问腹辨虚实：病之属虚属实，决定立法用药的原则确立。以痛经为例，《景岳全书·妇人规》中指出："经行腹痛证，有虚有实……然实痛者，多痛于未行之前，经通而痛自减；虚痛者，多痛于既行之后，血去而痛未止，或血去而痛益甚。大都可按可揉者为虚，拒按拒揉者为实。"虚实既明，用药自有头绪。

③问腹定病位：腹部一般可划分为上腹、脐腹、少腹、小腹，每一部位均分布有不同的经络与器官。上腹属太阴，脐腹属少阴，少腹属厥阴，小腹属冲任。在月经病中常涉及的有脐腹、少腹、小腹，这些部位是生殖器官的主要分布区。子宫位于小腹，附件位于少腹。通过询问病变的不同部位，可缩小考虑范围，有的放矢地进行诊察。

（4）切腹：切腹是中医腹诊中最为重要的内容，即是医者用手直接接触病人的腹部，或切或触，或按或推等，来判断疾病的性质、病位及病势等。

①切腹辨寒热：诊查患者腹部发凉或发热，根据触觉所得，可帮助医者对疾病进行寒热的定性。

②切腹辨虚实：以腹部的疼痛为例，《素问·调经论》中说："虚实之要，愿闻其故，……实者外坚充满，不可按之，按之则痛，……虚者聂辟气不足，按之则气足以温之，故快然而不痛。"张石顽曾谓："凡痛，按之痛剧者，血实也；按之痛治者，气虚血燥也；按之痛减，而中一点不快者，虚中夹实也。内痛外快，为内实外虚；外痛内快，为外实内虚。"张氏之论，确寓至理，对于虚实的区分具有重要意义。

③切腹定病位：病变部位的判定，在一定程度上取决于切腹时所搜集到的资料。仍以腹痛为主要临床表现类月经病为例：两少腹按之作痛，其病多累及厥阴经，多属肝气郁结为病；腹痛绕脐，按之如山峦高下不平者，其痛所累少阴经，多属肾气不足为患；上腹按之或胀或痛，其痛所累太阴经，多属脾的病变；小腹按之或痛或胀，多属冲任二脉为病等。通过切按明确病累经脉与脏器以后，便可为临床辨证治疗起到一定的指导作用。

## 怎样辨别月经病的寒、热、虚、实

月经病的辨证，除根据月经之期、质、色、量、味等作为诊断的主要依据外，还应结合全身症状，以辨别病之寒、热、虚、实。

（1）虚证：月经病当中的虚证主要的有气虚、血虚、脾虚、肾虚等。

①气虚：气虚证常见于月经病的月经先期、月经量多、经期过长、经来质稀、经色浅淡、崩漏、经行头晕、经行乏力等。全身症状有面色白，怕冷，精神萎靡，气短声低，头晕目眩，心悸多汗等。舌质淡，苔薄白，脉虚弱无力或濡。

②血虚：血虚证常见于月经后期、月经量少、经来色淡、经来质稀、闭经、经行眩晕、经行心悸等。全身症状有面色萎黄，皮肤干燥，形体消瘦，头目晕眩，心悸少寐，手足麻木，低热，大便干燥等。唇舌色淡，舌体瘦薄，苔少。脉细弱，或细数无力。

气与血互相依存，关系密切，常会相互影响。气血不足又往往与脾胃虚弱有关，辨证时应互为参考。

③脾虚：脾虚多见于崩漏、经行量多、月经稀发、经行嗜睡、经行泄泻、经行腹胀、经行呕吐等。全身症状有面色萎黄或虚浮，倦怠乏力，口淡乏味，不思饮食或食后腹胀，大便溏薄等。舌色淡，舌体胖嫩或有齿痕，苔白滑。脉缓弱无力。

值得注意的是脾与胃相表里，脾虚则胃弱，故脾胃虚弱的证候，往往同时出现。

④肾虚：肾虚在月经病中最为常见，特别是在青春期与更年期月经病中尤为多见。肾虚有肾阴虚和肾阳虚之分。肾阴虚多见于月经量少、初潮或早或迟、青春期经乱、青春期月经稀发、年老经乱、经断复行、老妇血崩、经行血尿等。全身症状有面色晦暗或面颊烘热，颧红，头晕耳鸣，腰膝酸软，五心烦热，大便干燥。舌质红、少苔或无苔，或花剥苔，或舌有裂纹。脉沉细无力或沉细而数。

肾阳虚常见于月经后期、经质清稀、月经过少、月经稀发、闭经、崩漏、月经初潮过晚、经行流涎、经行畏寒、经行浮肿、经行尿频、经行腹泻、经行腰痛等。全身症状有面色白，或有黯斑、畏冷、四肢不温，精神不振，头晕耳鸣，腰膝酸软，性欲淡漠，五更泄泻等。舌质淡嫩，苔薄白。脉沉迟微弱。

肾阴虚与肾阳虚，二者之间常会互相影响，阴损可以及阳，阳损可以及阴。临床上有相当多的患者是肾阴肾阳俱虚并见。

（2）实证：月经病中的实证主要有气滞、血瘀、痰湿等。

①气滞：气滞常见于月经先后无定期、经质黏稠、经色紫黯、经行多少无定量、痛经、闭经、经行不寐、经行心烦、经行狂躁、经行腹胀、经行胁痛、经行胸痛、经行乳胀痛等。全身症状有精神郁闷，烦躁易怒，胸闷不舒，胁腹胀痛，头胀目眩，夜卧多梦，善太息，神志异常，舌色黯，苔薄白或微黄，脉弦。

②血瘀：血瘀多见于月经后期、经如牛膜、经来成块、月经过少、经色紫黯、痛经、闭经、经行头痛、经行昏厥、经行小腹瘀块等。全身症状有口干不渴，皮肤呈现肌肤甲错，腹部刺痛，痛有定处。舌质紫黯，或舌边有紫斑，脉沉弦或沉涩。

③痰湿：痰湿内阻多见于月经后期、月经过少、月经稀发、经质黏稠、闭经、经行眩晕、经行嗜睡、经行乏力、经行痴呆、经行咳嗽、经行浮肿等。全身症状有头重眩晕，口中淡腻，胸闷腹胀，饮食不振，泛恶欲吐，形体肥丰，周身沉困，大便溏薄。舌质淡，苔白腻。脉缓或滑，或沉滑或沉缓。

（3）寒证：寒证在月经病中以虚寒证为多，属寒实者鲜少。

①虚寒：虚寒在月经病中多见于月经后期、经行量少、经来成块、痛经、闭经、经行感冒、经行胃痛、经行身痛、经行缠腰痛等。全身症状有面色苍白，唇色淡，口淡纳呆，小腹冷痛，形寒怕冷，小便清长，大便溏薄。舌质淡，苔白润。脉沉迟。

②寒实：寒实证多见于月经病中的月经骤止、经来成块、闭经、经行感冒、痛经、吊阴痛等。全身症状有恶寒战栗，无汗身痛，关节酸痛，腹痛拘急，舌淡红，苔薄白。脉紧。

（4）热证：月经病中的热证有实热与虚热之分。

①实热：实热多见于月经病中的月经先期、月经量多、经味

腐臭、经行目衄、经行鼻衄、经行口渴、经行狂躁、经行咯血、经行便血、经行痤疮、经行紫癜等。全身症状有面色红、烦躁口干，或有发热、大便干燥，或稀溏臭秽、小便黄赤。舌质红绛，或干，苔黄。脉滑数有力。

②虚热：虚热多见于月经病中的月经先期、经期过长、经色鲜红、漏下淋漓、经行发热、经行口糜、经行口鼻干燥、经行心悸、经行乏力、经行咯血等。全身症状有面色潮红，低热或潮热，五心烦热，少寐多梦，盗汗，口咽干燥不渴。舌红，苔少或无苔，或有裂纹。脉细数无力。

以上从寒、热、虚、实几个方面叙述了月经病的辨证要点。在临床实际当中，病情复杂多变，证候错综复杂，往往是虚中有实，实中有虚，气病及血，血病及气，多脏合病。因此，在辨证中应抓住主证，把握病机，分清主次缓急，做出正确的诊断，确立恰当的治则，遣拟适宜的方药。

## 诊治月经病时为何要考虑体质差异

人体由于先天禀赋的不同和后天条件的影响，可以形成不同的体质。《普济方·妇人诸疾门》中指出："男子以阳为主，则阳胜乎阴；女子以阴为主，则阴胜乎阳。"故女子体内阴气较盛，阳气较弱，体属阴，以血为主。由于男女体质的不同，对致病因素的易感性也有明显差异。女子一般较易感受阴性病邪，如风寒湿之类，发病以阴证、寒证和虚实夹杂证为主，并且病后易虚化、寒化和湿化。这是从男女体质比较而言。虽同属女性，体质也有偏于阴虚者，有偏于阳虚者；有偏于气虚者，有偏于血虚者；有偏于肾虚者；有偏于脾虚者；有偏于热者，有偏于寒者；有体形肥胖者，有体形瘦小者；有性情开朗者，有性情抑郁者等等，这些种种体质的偏颇，往往也就是某些致病因素的易感体质。若素体偏于寒，则易病经行后期、经行量少、经行腹痛等；素体偏于热，则易患经行先期、经来量多、甚成崩中漏下，以及经行吐衄等；若素体性急多怒，易肝郁气滞为患，常致经期不准、经行乳胀、经行小腹胀痛、经行头痛等；素体抑郁多忧，易于脾气虚弱为病，常可致经行泄泻、经行量多、经行浮肿等；若素体肥丰，每多夹湿，易病经来量少，甚或闭经；素体偏瘦，每多有火，易患经来量多，甚或崩漏等。临证时务须详细审查患者的体质禀赋，以期有针对性地加以调治。

## 如何区别月经的正常与异常

月经是指胞宫周期性出血的生理现象。又称为月事、月水、月信等。女子一般在 14 岁左右，月经即开始来潮，到 49 岁左右则自行闭止，历时约 35 年左右。此期间除去妊娠及哺乳期以外，通常是一个月来潮一次，信而有期，因而称为月经。

月经应该有正常的周期、经期、经量、经色和经质。月经的周期及经期均从经血来潮第一天算起，两次月经相隔时间为周期，一般为 28 天，偶尔提前或延后时间不超过 7 天者仍可视为正常，故正常的月经周期不应少于 21 天，也不能超过 35 天。经期是指经血来潮的持续时间。正常者应为 3 ~ 7 天，一般为 4 ~ 5 天。经量是指经期排出的血量，一般总量约为 50 ~ 80ml。由于个人的体质、年龄、气候、地区和生活条件的不同，经量有时略有增减，均属正常生理范畴。经色是指月经血的颜色，正常经血一般为红色稍黯，开始色较浅，以后逐渐加深，最后又转为淡红色而干净。经质是指月经血的性状，正常情况下经质不稀不稠，不易凝固，无明显血块，无特殊气味。

月经病泛指与月经或月经周期有关的各种病证。包括经期、经量、经色、经质和月经气味等的异常，或经期及其经行前后周期性出现的各种较为明显的证候。如果临近月经来潮之前或经行初期，伴有轻微的小腹胀痛或腰部酸痛，或乳房轻微作胀，或情绪不太稳定等现象，但不影响工作与生活，月经来潮后或干净后便自然消失者，这是常有的生理现象，一般不需作任何治疗。有的青年女子，在月经初潮后的头一二年之内，月经不能按时来潮，或提前或延后，甚或停闭数月，这是由于肾气未能充盛所致，这些女子只要无明显全身证候，待身体逐渐发育成熟后，自能恢复正常。还有一些绝经期前后的女性，常会出现月经紊乱，其周期、经期、经量以及经质都不甚正常，情绪也表现得不太稳定，只要是对生活与健康没有危害，一般也不作病态而论。

此外，有少数女性，身体无特殊不适，而定期两个月或三个月，甚至一年，月经来潮一次者，古人分别将定期两个月月经来潮一次者称为"并月"；三个月月经来潮一次者称为"居经"；一年一行者称为"避年"。也有极个别的女性，终生没有月经来潮，但又不影响正常生育者，古人称之为"暗经"。还有的女性在怀孕早期，仍按期有少量月经来潮，但对胎儿无不良影响，古人称之为"激经"，这都属于个别现象。

第 4 章

# 治疗疾病

**合理用药很重要，综合治疗
效果好**

## 无排卵型功血的治疗原则

无排卵功血患者应对内分泌治疗有效。具体方案应根据患者年龄、病程、血红蛋白水平、既往治疗效果、有无生育或避孕要求、文化水平、当地医疗及随诊条件等因素全面考虑。总的原则是：出血阶段应迅速有效地止血及纠正贫血。

血止后应尽可能明确病因，并行针对性治疗，选择合适方案控制月经周期或诱导排卵，预防复发及远期并发症。

## 无排卵型功血的止血措施有哪些

（1）诊断性刮宫：用机械的方法将增厚的内膜基本刮净而止血。显效迅速，还可进行内膜病理检查除外恶性情况。诊刮时了解宫腔大小、有无不平感也有助于鉴别诊断。对于病程较长的已婚育龄期或绝经过渡期患者，应常规使用。但对未婚患者，及近期刮宫已除外恶变的患者，则不必反复刮宫。罕见的情况是刮宫后出血仍不止，应注意适当抗炎，或试加小量雌激素帮助内膜修复。

（2）孕激素内膜脱落法：即药物刮宫法。针对无排卵患者子宫内膜缺乏孕激素影响的病理生理改变，给患者以足量孕激素使增值或增生的内膜转变为分泌期；停药后 2 ~ 3 天后内膜规则脱落，出现为期 7 ~ 10 天的撤退出血，在内源性雌激素的影响下，内膜修复而止血。常用肌注黄体酮 20mg/d，连续 3 ~ 5 天；或口服微粒化孕酮 - 黄体酮（安琪坦，urogestane）200 ~ 300mg/d，连续 3 ~ 5 天；或甲羟孕酮（安宫黄体酮，MPA）6 ~ 10mg/d，连续 10 天。可根据不同患者出血的病程、子宫内膜的厚度决定孕激素的剂量及疗程。本法优点是效果确实可靠；缺点是近期内必有进一步失血，若累积于宫腔的内膜较厚，则撤退出血量会很多，可导致血红蛋白进一步下降。故只能用于血红蛋白 > 70g/L 的患者。为了减少撤退出血量，可配伍丙酸睾酮，25mg/d，（青春期患者）或 50mg（绝经过渡期患者），与黄体酮同时肌注，但总量应低于 200mg。在撤退出血量多时，应卧床休息，给一般止血剂，必要时输血，此时不用性激素。若撤退出血持续 10 天以上不止，应怀疑器质性疾病的存在。

（3）雌激素内膜生长法：只适用于青春期未婚患者及血红蛋白 < 70g/L 时。

原理是以大剂量雌激素使增殖或增生的子宫内膜在原有厚度基础上，修复创面而止血。不同患者止血的有效雌激素剂量与其内源性雌激素水平的高低正相关。原则上，应以最小的有效剂量达到止血目的。一般采用肌注苯甲雌二醇（苯甲酸雌二醇），剂量可从

3 ~ 4mg/d 开始，分 2 ~ 3 次注射。若出血量无减少趋势，逐渐加至 8 ~ 12mg/d。也可从大剂量开始，止血收效较快。若贫血重者需同时积极纠正贫血，输血及加用一般止血药。血止 2 ~ 3 天后可逐步将苯甲雌二醇（苯甲酸雌二醇）减量，速度以不再引起出血为准。直至每天 1mg 时即不必再减，维持至用药 20 天左右，血红蛋白已高于 80g/L 时，再改用黄体酮及丙酸睾酮使内膜脱落，结束这一止血周期。故内膜生长法的用意是为争取时间纠正重度贫血。对血红蛋白极度低下的患者，应注意有无凝血因子及血小板的过度稀释，单纯增加雌激素剂量仍可能无效，此时应请血液科检查血小板及凝血功能，必要时补充新鲜冻干血浆或血小板。

近来上市的结合雌激素（倍美力）针剂为 25mg/ 支，以无菌注射用水 5ml 溶解后缓慢经静脉推注，多数患者在 6h 内止血；6 ~ 12h 后视出血情况可重复 1 次，但应注意肝肾功能。次日应给予口服结合雌激素（倍美力）3.75 ~ 7.5mg/d，并逐渐减量，持续 20 天，第 11 天起加用甲羟孕酮（MPA）10 天。大剂量雌激素用于止血为权宜之计，不宜频繁使用。对此类患者应重在预防再一次发生严重的出血。

（4）高效合成孕激素内膜萎缩法：适用于：①育龄期或绝经过渡期患者：血红蛋白 < 70g/L，近期刮宫已除外恶性情况者。②血液病患者：病情需要月经停止来潮者。方法为：左炔诺孕酮每天 2 ~ 3mg，

炔诺酮（妇康）5～10mg/d，醋酸甲地孕酮（醋甲地孕酮，妇宁）

每天8mg，醋甲羟孕酮（甲孕酮，安宫黄体酮）10mg/d等，连续22天。

目的是使增殖或增生的内膜蜕膜化，继而分泌耗竭而萎缩。血止后

亦可逐渐减量维持。同时积极纠正贫血。停药后内膜亦脱落而出血。

合成孕激素，尤其是19-去甲基睾酮衍生的孕激素制剂，尚具有不

同强度的雄激素活性；因此剂量不宜过大，尤其是在治疗多囊卵巢

综合征引起的功血患者时。血液病患者则应视血液病的病情需要，

决定是否停药或持续用药。

（5）一般止血治疗：在本病的治疗中有辅助作用。常用的有：

①甲萘氢醌（维生素$K_4$）每次4mg，3次/天，口服；或亚硫酸

氢钠甲萘醌（维生素$K_3$）每次4mg肌内注射，1～2次/天，有促

进凝血的作用。

②酚磺乙胺（止血敏，止血定）能增强血小板功能及毛细血管

抗力，剂量为0.25～0.5g肌内注射，1～2次/天；或与5%葡萄

糖液配成1%溶液静脉滴注，5～10g/d。

③抗纤溶药物：有氨甲苯酸（止血芳酸，对羧基苄胺）及氨甲

环酸（tranexamicacid，妥塞敏）。前者剂量为0.2～0.4g，以5%葡

萄糖液10ml稀释后静脉注射，2～3次/天；后者为1.0g同法稀释

后静脉注射，每天总量1～2g，或口服每天1～2g。

④维生素 C 及卡巴克络（安络血）能增强毛细血管抗力。前者可口服或静脉滴注，每天 300mg～3g; 后者 5～10mg 口服，3 次 / 天，或 10～20mg 肌注，2～3 次 / 天。

⑤血巴曲酶（立止血）是经过分离提纯的凝血酶，每支 1U，可肌注或静脉注射，2U/次，第 1 天 2 次，第 2 天 1 次，第 3～4 天 1U/次。注射 20min 后出血时间会缩短 1/3～1/2，疗效可维持 3～4 天。

# 无排卵型功血的诱导排卵或控制月经周期的措施

出血停止后应继续随诊。测量基础体温。择时检查阴道涂片或血清生殖激素浓度。根据患者不同的要求，制订诱导排卵或控制周期的用药方案，以免再次发生不规则子宫出血。

（1）对要求生育的患者应根据无排卵的病因选择促排卵药物。最常用的是氯米芬。首次剂量为 50mg/d，从周期第 5 天起，连服 5 天，同时测定 BBT，以观察疗效，以后可酌情增加至每天 100～150mg。北京协和医院 119 例 924 周期氯米芬治疗本病的结果，65.8% 出现排卵，15% 虽无排卵但月经规律，余 19.2% 无效。

（2）若因高泌乳素血症所致无排卵，则应选用溴隐亭。剂量为

5 ~ 7.5mg/d。需定期复查血清 PRL 浓度，以调整剂量。

（3）对要求避孕的患者可服各种短效避孕药控制出血。对未婚青春期或氯米芬无效的患者，可周期性用孕激素，使内膜按期规则脱落，从而控制周期。

（4）对体内雌激素水平低落者则应用雌、孕激素周期序贯替代治疗，控制周期。

（5）青春期未婚患者偶可服氯米芬，但不宜长期用。

（6）对绝经过渡期患者可每隔 1 ~ 2 个月用黄体酮配伍丙酸睾酮或甲羟孕酮（MPA），使内膜脱落 1 次。若用药后 2 周内无撤退出血，则估计体内雌激素水平已低落，绝经将为时不远，只需观察随诊。

（7）有子宫内膜非典型增生时，应根据病变程度（轻、中、重），患者年龄，有无生育要求，决定治疗方案。病变轻、年轻有生育要求者可用：己酸羟孕酮（己酸孕酮）每周 500mg，左炔诺孕酮每天 2 ~ 4mg，氯地孕酮每天 2 ~ 4mg，醋酸甲地孕酮（醋甲地孕酮）每天 4 ~ 8mg 等。一般 3 个月后需复查子宫内膜，根据对药物的反应决定停药、继续用药或改手术治疗。若病变消失，则应改用促排卵药争取妊娠。据报道妊娠率为 25% ~ 30%，但产后还可能复发。病变重、年龄在 40 岁以上、无生育要求者，可手术切除子宫。对血液病所致子宫出血则应详细检查，明确其类型，根据不同预后选用长期内膜萎缩治疗或手术切除子宫或子宫内膜。

总之，尽可能用最小的有效剂量达到治疗目的，以减轻副反应。方案力求简便。最好指导患者掌握病情变化规律及用药对策，并在适当时间嘱患者来医院随诊进行督查。用药 3~6 个月后可短期停药，观察机体有无自然调整之可能。若症状复发则及早再用药，亦有把握控制。

## 青春期功血的治疗

青春期 DUB 大多为无排卵性功血，其治疗目的是恢复整个子宫内膜的同步性发育，组织结构的稳定性和正常的血管节律性收缩。临床可根据其严重度分为 3 类，作为治疗依据。

（1）轻度：月经不规则，常推迟，无法预测行经日期，出血量不太大，血红蛋白量与正常值无大差异。可给予精神安慰，消除顾虑，嘱建立月经卡，注明月经持续天数，每天出血情况。并加强体质锻炼，注意营养。不必给予激素治疗，一般在几个月甚至 1~2 年内可自行恢复正常月经周期。

（2）中度：经期不规则，月经量多，持续时间长，血红蛋白量低于正常值，但每升不小于 100g。

①中度出血，结合雌激素（妊马雌酮，倍美力）1.25mg 或雌二醇 2mg，每 4 小时 1 次口服，连续 24 小时。然后 1 次 / 天，连续服用 7 ~ 10 天后加服甲羟孕酮 6 ~ 10mg/d，共 10 天。停药后自行行经。

②如距上次月经 40 ~ 60 天仍未行经，给予服用甲羟孕酮，10mg/d，共 10 ~ 14 天，以调整月经。停药后可自行行经，即所谓"药物性刮宫"，以避免长期 E 刺激对内膜起累积作用致内膜增生。行经后重复周期性服用，在每一周期的下半月，6 ~ 10mg/d，共 12 ~ 14 天；或于行经第 5 天起，服用以孕激素占优势的 1 号复方口服避孕片（炔雌醇 0.035mg，炔诺酮 0.625mg），1 次 / 天，共 22 天。用 3 个周期。有过性行为者应用更为恰当。并补充铁剂，其他治疗方法同轻度。

（3）重度：血红蛋白低于 100g/L，有时发生失血性休克，这类病人应住院急诊处理：①输液、输血；②激素止血；③排除或治疗有关凝血障碍疾病。

大剂量性激素止血：病人就诊时多半已长期严重月经过多，子宫内膜大多脱落，残余无多，已无对孕激素起反应的组织存在，孕激素治疗不能有好的疗效，刮宫非但无益，且更能使症状恶化。只有通过大剂量 E 治疗，即刻提高血内 E 水平，对子宫内膜创面的止血有显著作用，它不但促使子宫内膜在短期内修复创面，还可刺激内膜小血管的血栓形成。急性和大量出血时可采用大剂量雌激素治疗：①苯甲雌二醇（苯甲酸雌二醇）或己烯雌酚：8 ~ 10mg，分 2 次肌内注射；第 2 天：6 ~ 8mg；第 3 天：4 ~ 6mg，一般在给药后 24 ~ 48 小时见效，待出血量减少或停止后，每 3 天减量 1/3，直到口服维持量，己烯雌酚 1 ~ 2mg/d（肌注的生物效价 1mg ＝口服 5mg）。2 周后加服孕激素：甲羟孕酮每天 10 ~ 12mg，共 7 ~ 10 天。在 E 作用的基础上应用大剂量孕激素可导致内膜结构稳定，两者同时撤药时内膜已发生分泌期改变，内膜基质已出现去聚合，内膜容易全部脱落，出血量减少，持续时间缩短。己烯雌酚对胃黏膜有刺激作用，大剂量应用时可引起恶心呕吐，可同时服用维生素 B 及氯丙嗪。②结合雌激素（妊马雌酮）：25mg 静脉注射，每 4 小时 1 次，直到出血停止或连续应用 24 小时。流血减少后可开始口服小剂量雌激素，结合雌激素（妊马孕酮，倍美力）1.25mg/d 或雌二醇（estradi01）2mg/d，连用 10 天。然后加服甲羟孕酮 10mg/d，共 10 天。

调整月经周期：应用人工周期治疗以调整日后的行经周期。方法：口服炔雌醇/炔诺酮（1号避孕片），每天 1 片或口服己烯雌酚 0.5 ~ 1mg/d，共 21 ~ 22 天，最后 10 天加服甲羟孕酮 6 ~ 10mg/d，共 3 个周期，引起周期性出血（人工月经），通过药物的反馈机制来调节下丘脑 – 垂体功能。亦可单纯孕激素治疗，用甲羟孕酮 2 ~ 4mg，2 ~ 3 次 / 天，于周期第 15 ～ 16 天起开始服用，共 10 天，其意义与人工周期治疗相同。

防止复发：应用上述人工周期 3 个疗程后，观察患者的行经情况，绝大多数预后良好。如从月经初潮开始，周期即不正常者预后较差，尤其病程＞4 年者，建立正常周期的可能性明显少于病程＜4 年者。如仍为无排卵周期，宜在月经下半期应用甲羟孕酮调节。对少女应避免应用氯米芬诱导排卵。注意体质锻炼，生活规律以增强整体健康素质，避免过度劳累和情绪波动，如有轻度甲状腺功能低下，可给少量甲状腺粉（片），0.03g/d。如持续发生无排卵性 DUB，最常见的内分泌障碍是多囊卵巢综合征。

## 围绝经期功血的治疗

围绝经期功血患者多已无生育要求，故治疗的原则是迅速止血，预防出血过频、过多，纠正贫血，改善一般情况，遏制子宫内膜因持续无排卵造成的增生过长，诱导绝经，防止癌变。

（1）一般治疗：在明确功血的诊断后，应注意患者的全身情况。了解出血的时间和贫血的程度。对轻度贫血者（血红蛋白 80 ～ 100g/L），可给予口服铁剂，常用的制剂有硫酸亚铁，0.3g,

3 次 / 天；琥珀酸亚铁（速力菲），0.1 ~ 0.2g，3 次 / 天；辅以维生素 C，0.1g，3 次 / 天。伴有胃肠道疾病时，可采用铁剂注射，如右旋糖苷铁，50 ~ 100mg，肌内注射，1 次 / 天。对重度贫血者（血红蛋白 < 60g/L），应卧床休息，除应补充铁剂外，还应少量多次输血，可给予浓集红细胞，1 ~ 2U，1 ~ 2 次 / 周，同时注意营养，补充维生素。出血时间长者，为防止感染，可适当选用抗生素。

（2）止血：对围绝经期功血所适用的止血方法有刮宫，孕激素内膜脱落法，止血剂，合成孕激素内膜萎缩法。宫缩剂被认为无明显止血效果。

①刮宫：据统计，有一定数量的功血患者，在刮宫后自然痊愈。Mock 仅用刮宫术，即获得 83% 的治愈率，因为退化变性的内膜被刮除后，流血会自然停止。

刮宫是最迅速而有效的止血方法，特别是在出血严重，出血时间长，威胁患者的健康时，能迅速止血。围绝经期功血者应常规给予刮宫术，可采用分段刮宫，刮宫应彻底，既起止血作用，又可通过对刮出物的病理检查，了解内膜增生情况，除外内膜恶变。但如出血量不多，近期刮宫病检阴性者则不必反复进行。

②孕激素内膜脱落法：孕激素止血适用于患者体内尚有一定的雌激素水平时，此时加上孕激素的作用，可使子宫内膜发生分泌期

变化而能完全剥脱，然后在自身的雌激素影响下修复而出血停止。这种止血的方法亦称为"药物性刮宫"。

此法的缺点是撤退开始第 2 ~ 3 天出血较多，尤其是在子宫内膜积累较厚及在第一次使用时，有时血红蛋白可下降 20 ~ 30g/L。为弥补出血多的缺点，可加用丙酸睾酮减少撤退出血量。睾酮能对抗雌激素的作用，减少充血，从而减少出血量。

故此法适用于子宫出血量不多，贫血不明显者，若患者因子宫出血而血红蛋白已降至 60g/L 时，不宜用撤退法止血，避免血红蛋白进一步下降造成严重贫血。

孕激素可选用黄体酮或人工合成的孕激素类。黄体酮20mg/d，3天。停药后一般 1 ~ 3 天即有撤退性出血。若用孕激素偶尔引起排卵，则停药后可能10余天才有撤退性出血。合成孕激素可选用炔诺酮（妇康片）5 ~ 10mg/d，或醋酸甲地孕酮（甲地孕酮，妇宁片）8 ~ 12mg/d，或甲羟孕酮（安宫黄体酮）10 ~ 16mg/d，或醋酸甲羟孕酮（甲孕酮，普维拉）50 ~ 100mg/d，共 5 天，停药后亦同样有撤退性出血。

注射法用药时间短，作用可靠。为减少出血量可同时配伍丙酸睾酮 25 ~ 50mg/d，5 天。撤退出血应在 7 ~ 10 天内停止，否则应怀疑功血诊断之正确性。

③合成孕激素内膜萎缩法：此法止血适用于伴有重度贫血且已

除外宫腔恶性病变的更年期患者。所用合成孕激素量应大，连用 20 天，若有突破性出血可配伍小量雌激素。原理是通过大量孕激素作用，使内膜同步性分泌化而止血，孕激素继续持续作用则可使内膜由分泌向萎缩转变，停药后出现集中性撤退出血。

常用的方法有：炔诺酮 5 ~ 7.5mg，或醋酸甲地孕酮（甲地孕酮）、甲羟孕酮（安宫黄体酮）8 ~ 10mg，每 4 ~ 6h1 次。经 3 ~ 4 次口服后（24 ~ 36h）流血停止，改每 8 h1 次口服。然后每 3 天递减 1/3 剂量直至维持量，炔诺酮 2.5 ~ 5mg，或醋酸甲地孕酮（甲地孕酮）、甲羟孕酮（安宫黄体酮）4 ~ 6mg/d，于止血后 20 天停药。也可肌注己酸羟孕酮（复方己酸孕酮）1 支：己酸羟孕酮（己酸孕酮）250mg+ 戊酸雌二醇 5mg，1 ~ 2 天血止。于 7 ~ 10 天再肌注 1 支即为 1 个周期。从撤退出血的第 5 天开始视个体情况给予巩固治疗或诱导绝经。

④止血剂：出血量多时还可加用一般止血剂，包括止血药、抗纤溶药、前列腺素合成酶抑制剂、凝血因子等。止血药根据出血量多少，选择口服或注射。

出血量少时可口服维生素 C、维生素 K，卡巴克络（安络血），云南白药等。出血量多时，可采用酚磺乙胺（止血敏）3 ~ 5g 置入 5% 葡萄糖水 500 ~ 1000ml 内静滴。纤溶活性增强被认为是子宫出血的重要因素之一，故临床也常用抗纤溶药来减少子宫出血。据研究抗纤溶药可减少出血约50%。常用的药物及给药方式为：氨基己酸 4 ~ 6g 加入 10% 葡萄糖液 100ml 快速滴注（15 ~ 30min），后改为 1g/h 速率维持，每天总量 6 ~ 12g；氨甲苯酸（止血芳酸）0.3 ~ 0.5g 加入 10% 葡萄糖液 100 ~ 200ml 滴注，每天总量 0.6 ~ 1g；氨甲环酸（止血环酸）0.25 ~ 0.5g/d 于 5% ~ 10% 葡萄糖液中滴注。此类药物有颅内血栓形成的报告，故慎用于有血栓疾患既往史及危险因素的女性。

前列腺素合成酶抑制剂，又称非甾类抗炎药物（NSAIDs）通过抑制环氧化酶降低子宫局部前列腺素水平，以及改变前列腺素 $E_2$（$PGE_2$）、前列腺素 $F_2\alpha$（$PGF_2\alpha$）和前列腺环素（$PGI_2$）、血栓素（$TXA_2$）之间的比例而减少子宫出血。研究表明，1/3 的女性用 NSAIDs 后可减少出血量 20% ~ 30%。常用的药物有：吲哚美辛（消炎痛）25mg，3 次 /d；甲芬那酸（甲灭酸）250mg，3 次 / 天；氯芬那酸（氯灭酸）200mg，3 次 / 天。通常用 3 ~ 5 天。常见的副作用有头痛及胃肠功能紊乱。

出血严重时还可补充凝血因子，如冻干人纤维蛋白原（纤维蛋白原）、血小板、新鲜冻干血浆和新鲜血的输入。

（3）巩固治疗及诱导绝经：围绝经期功血 患者的出血被止住后，

需要给予进一步的治疗，以防复发。目前减少出血、诱导绝经的方法有多种，需视病人的具体情况，如出血量多少，更年期早期抑或更年期晚期而选择性地应用。过快过早的诱导患者进入绝经将出现较多的绝经症状以及加重骨质疏松，过慢的进入绝经，出血阶段延长，对患者亦不利。常用的方法有以下几种：

①孕激素：只要有足够剂量和足够时间，所有孕激素都可使雌激素样内膜转为萎缩样内膜。孕激素因疗效确切，价钱便宜，副作用小而成为临床最常用的疗法。对更年期无排卵功血患者，在血止后 7 ~ 10 天，应取阴道涂片了解雌激素水平。若阴道涂片水平为轻至中度影响者，有可能再次出血。应于黄体期（周期 19 ~ 26 天）给予孕激素补充治疗。肌注黄体酮 20mg/d，或口服甲羟孕酮（安宫黄体酮）8 ~ 10mg/d，或炔诺酮 5 ~ 10mg/d，使内膜定期撤退。此方法可使月经血量减少 15%。如欲进一步减少撤退性出血，还可加用丙酸睾酮 25 ~ 50mg 肌注，1 次 / 天。但需注意，丙酸睾酮有抑制卵巢功能、加速绝经的作用，故应用时应结合病人的个体情况决定使用的剂量及时间。

围绝经功血的出血量与子宫内膜的增生程度密切相关。若在单独雌激素影响下达 3 个月，内膜将生长较厚，则撤退出血势必较多，因此每停经 1 ~ 2 个月即应撤退 1 次。若用撤退法而无撤退出血，即说明卵巢分泌雌激素量甚少，不足以准备子宫内膜，因而无撤退出血，标志着已进入绝经，可停用撤退法，临床观察。

一般用药约 3～6 次，短者 1～2 次，长者约 10 余次后即进入绝经。对于近绝经期患者，孕激素既可使月经量减少，还有抑制子宫内膜增生过长、癌变的作用。

②促性腺激素释放激素激动剂（GnRH-A）：近来许多学者利用 GnRH-A 的性腺抑制作用，即药物阉割作用治疗围绝经期功血取得了满意的疗效。GnRH-A 能与垂体中特异受体结合，抑制促性腺激素释放，从而使雌、孕激素下降至绝经期水平，进而导致子宫内膜萎缩。GnRH-A 的抑制作用大致需要 3 周时间，所以急性出血时需先用常规治疗方法。待血止后按病人具体情况选用 GnRH-A。现一般多用其长效制剂，3.75mg/ 支，1 个月注射 1 次，根据病情使用 2～3 个周期。大多数病人在用药 4～6 周后出现闭经。部分更年期晚期病人可能就此进入绝经期。

GnRH-A 的主要副作用为短期内形成的低雌激素水平导致的更年期症状和骨质丢失，故不宜较长期使用。一般最长不应超过 6 个月。由于 GnRH-A 对性腺的抑制作用是可逆的，一旦停药，以上副作用均可消失。为了防止骨质疏松，也有人尝试在用药期间加用小剂量的雌激素，即所谓的"垫背"疗法。此疗法是否适用于功血的治疗，有待进一步的研究。Vercellini 的研究认为，GnRH-A 同其他激素药一样能缓解出血症状，有选择的短期应用可以避免输血和急诊手术，可作为治疗的首要步骤。治疗后血红蛋白升高，随之可行周期性孕激素治疗。

③达那唑：是一种稍具雄激素性质的 $17\alpha$-乙炔睾酮异噁唑衍生物，通过直接酶抑制甾体性激素的合成以及竞争性抑制甾体性激素与雄激素、黄体酮受体的结合而起作用。较大剂量还可改变脉冲式促性腺激素的释放并抑制排卵。其减少子宫出血的机制是造成内膜萎缩，故适用于更年期功血的治疗。研究表明，达那唑 200mg/d 连用 3 个周期，可减少出血 58.9%，而且其减少出血的作用在停药 4 个月内仍起效应。如将其剂量减到 100 ~ 50mg，则其疗效相应降低，并可导致月经紊乱。如增加剂量至 400mg/d 可致闭经。经过随机分组实验表明，达那唑减少出血的作用优于甲芬那酸（甲灭酸）和炔诺酮。后两者在 500mg，3 次/天 和 5mg，3 次/天（周期第 19 ~ 26 天）的剂量下，分别减少出血量为 22.2% 和 10% ~ 15%。达那唑的副作用有头痛或周期性偏头痛、腹胀、肌肉痉挛、体重增加、痤疮及抑郁等。每天 200mg 之剂量时，副作用小，多数患者可耐受。有学者将达那唑推荐为需要药物治疗的功血患者的一线选择。

（4）手术治疗：尽管已有多种药物可用来治疗围绝经期功血，

但仍有部分患者最后需求助手术才得以根治。对发病年龄早，反复治疗多年，或因生活工作条件不能长期治疗及观察者，超过40岁，可考虑手术切除子宫。此类患者常在40岁时发生子宫肌瘤，更是手术指征。近绝经女性，多次诊刮提示内膜复杂性和非典型增生，合并子宫肌瘤、子宫肌腺症、严重贫血者亦为子宫切除术的指征。若年龄达54～55岁，卵巢功能仍不衰退，阴道涂片雌激素水平仍高而不断出血者，为避免子宫内膜恶变，应考虑切除子宫及卵巢。

总之，围绝经期功血的治疗方法有多种，医生应根据患者的具体情况选择决定，使患者尽快摆脱贫血状态，安全、平稳地过渡到绝经期。

第 5 章

# 康复调养
## 三分治疗七分养，自我保健恢复早

# 无排卵型功血的预后

（1）青春期功血患者最终能否建立正常的月经周期，与病程长短有关。发病 4 年内建立正常周期者占 63.2%，病程长于 4 年者较难自然痊愈，可能合并多囊卵巢综合征。

（2）育龄期患者用促排卵药后妊娠生育可能性很大，但产后仅部分患者能有规则排卵或稀发排卵，多数仍为无排卵，月经可时而不规则或持续不规则。

（3）子宫内膜非典型增生。文献报道癌变率为 10% ~ 23%。癌变时间平均 4 年（1 ~ 11 年）。即使月经恢复正常的患者亦易受某些刺激的影响而复发。绝经过渡期功血患者病程可长可短，皆以绝经而告终。在除外恶变后可观察等待。

# 治疗功能性子宫出血的简易方法

（1）中成药

①知柏地黄丸，每服 6g，日服 3 次（适用于肝肾阴虚者）。

②苁蓉补肾丸，每服 6g，日服 3 次（适用于脾肾阳虚者）。

③益母膏，每服 15g，日服 3 次。

④震灵丸，每服9g，日服2次（适用于血瘀阻滞，血不归经者）。

（2）简便验方

①仙鹤草、龙骨、牡蛎各50g。水煎服（各型功血均可使用）。

②鹿角霜、乌贼骨、陈棕炭各15g。水煎服（适用于脾肾阳虚者）。

③旱莲草、女贞子、生地各15g，贯众、茜草各12g。水煎服（适用于肝肾不足者）。

④益母草30g，香附10g，三七粉（冲）3g。水煎服（适用于血瘀阻滞者）。

（3）饮食疗法

①栗子、山药、粳米各50g。煮粥食用。

②鲜生地50g，枸杞子30g，冰糖适量。水煎代茶饮（上方适用于肝肾阴虚者）。

③桃仁6g，乌贼鱼1条。煮熟食用。

④山楂30g，红糖适量。代茶饮（上方适用于血瘀阻脉者）。

⑤人参5g，核桃肉15g。水煎代茶饮并食之。

⑥山药、莲子各50g，粳米100g。煮粥食用（上方适用于脾肾阳虚者）。

（4）针灸疗法

①体穴：脾俞、足三里、命门、肾俞、三阴交、血海、关元、断红、

隐白、中极。每次取 3 ~ 4 穴针刺或合用艾灸。

②耳穴：子宫、卵巢、内分泌、脾、肾。每次取 2 ~ 3 穴针刺或用王不留行籽贴压。

# 如何用中药人工周期疗法治疗功能性子宫出血

功能性子宫出血血止以后，按照女性月经周期的生理变化用药，促使其达到调整月经周期的目的。

（1）增殖期：（月经第 4 ~ 11 天）以养阴调气血为主，促进子宫内膜正常生长。选用促卵泡汤：山药、菟丝子各 15g，当归、肉苁蓉、何首乌、熟地、旱莲草各 12g，女贞子 9g。水煎服，每日 1 剂。方中可再加鸡血藤、白芍、香附各 10g，丹参 12g，以养血调气。

（2）排卵期：（月经第 12 ~ 16 天）以活血化瘀为主，促进卵子排出。选用排卵汤：当归、芜蔚子、熟地各 12g，丹参、枸杞子各 15g，红花、香附、赤芍、泽兰各 9g。水煎服，每日一剂。偏肾阳虚者加仙灵脾、仙茅各 12g，以温补肾阳，小腹痛者加元胡 12g，五灵脂（包）、荔枝核各 10g，以行气活血止痛。

（3）分泌期：（月经第 17 ~ 24 天）采用平补阴阳，气血双调之法，促进黄体功能的正常发挥。选用促黄体汤：丹参、菟丝子、龟板各15g，枸杞子、旱莲草、续断、肉苁蓉各12g，女贞子9克。水煎服，每日1剂。偏肾阳虚者加淫羊藿、仙茅、石莲子各12g，以补肾阳；偏肾阴虚者加生熟地各15g，山萸肉12g，以滋补肾阴；脾气不足者加黄芪15g，党参12g，以补气健脾；血虚者加丹参、熟地各15g，当归12g，以养血。

（4）月经期：（月经第1～4天）采用行气活血调经法，促使月经排泄通畅顺利。选用活血调经汤：当归、香附各6g，熟地、赤芍、丹参、泽兰、茺蔚子、茯苓各9g。水煎服，每日一剂。方中可再加枳壳10壳，乌药12g，益母草15g，以助药力。血块多者加五灵脂（包）10克，以活血；出血量多者加茜草12g，三七粉（冲）6g，以活血止血。

## 无排卵型宫血血止后，如何巩固疗效

无排卵型子宫出血是一种病程很长，疗效难以巩固的疾病。有的患者认为，本病的临床表现以不规则出血为主，只要血止了以后病也就好了。事实上是这么一回事吗？不是的。这是因为无排卵的病因未纠正，下个月经周期还会出现不规则出血，所以血止后仍应按医生嘱咐，测量及记录基础体温（BBT），继续用药。

如何调整月经使之规律化？对未婚少女，一般在每次月经周期第 23 天起再肌注黄体酮 3 天，使子宫内膜定期规则脱落而出血。中年患者可在用黄体酮时加用丙酸睾酮，每次 25 ~ 50mg，使撤退出血量减少。已婚要求避孕的患者可在每次月经周期第 5 天起服短效避孕药 22 天，停药后月经会来潮。上述方法可重复使用。

已婚想生育的患者当然应服促排卵药，最常用的是氯底酚（又名克罗米酚，舒经酚）。在月经周期第 5 天起，每日 1 片，运用 5 天，服药周期必须测量及记录 BBT，以观察有无双相型体温曲线来判断疗效，一般说促排卵药只对本周期有效，故要反复使用。

生育后功血还可能复发，或时好时犯，还需要定期用黄体酮，使内膜规则脱落，控制周期。因此，完全治愈无排卵功血症不是一件易事，需长期随诊肯定无复发才能定论。正因为如此，患者应有长期治疗的思想准备，实际上，可将控制月经周期的方法向患者解释清楚，让她们自己懂得如何掌握用黄体酮的规律，医生再在适当时间随诊，进行指导或调整治疗方案。长期测 BBT 对了解排卵是否恢复，指导用药十分必要。虽然增加一些麻烦，但养成习惯后亦就自然了。

# 无排卵型宫血出血不止怎么办

（1）器械刮宫法：也许很多人都听说"刮宫"止血的方法，刮宫是一种小手术，可在门诊进行，一般使用局部麻醉。在消毒情况下，医生用小刮匙伸入宫腔搔刮，用机械的方法让增殖的子宫内膜迅速脱落，从而达到止血的目的。这种方法虽有一定痛苦，但止血快、安全、效果一般可靠。更重要的是可收集刮出的子宫内膜送到病理科化验，可了解有无息肉、肿瘤等其他疾病，有明确诊断的价值。因此对于已婚，不规则出血病程较长的患者，尤其是40岁以上者，都应采用刮宫止血。但如果近期内已刮过宫，病理化验未见器质性疾病者，也不必多次反复刮宫。刮宫后一般出血立即减少，约一周内完全停止。一般需休息7天左右再上班。

（2）药物刮宫法：对未婚患者尽量不考虑刮宫，或改用"药物刮宫"的方法。"药物刮宫"是针对无排卵功血患者体内缺乏孕激素影响的病理生理改变，给患者肌内注射黄体酮，每日20mg，共3天，内膜转变为分泌相。然后停药，造成人为的血孕激素水平下降。这时内膜规则剥脱而出血，称为"撤退性出血"，这种出血与一次月经出血相仿，持续7天左右，有时量也很多，这是预料之中及不可避免的。因此用黄体酮前必须向患者说明，止血效果要在撤退出血停止后才出现，以免患者误认为治疗失败而另找他处就医或改服其他激素导致用药紊乱。

为了减少撤退性出血的量，可在肌肉注射黄体酮时，同时注射丙酸睾酮（一种雄性激素制剂），每日 25 ~ 50mg，共 3 天。如果血量仍然很多，则应让患者卧床休息，口服或肌肉注射维生素 K、酚磺乙胺、维生素 C、止氨甲苯酸等一般止血药，甚至可以输葡萄糖液、输血。撤退出血时不应再用雌、孕激素制剂。

（3）雌激素止血法：如果年轻尚未结婚的功血患者因失血过多，或由于其他问题造成了严重贫血（血色素 <70g/L），当时尚不能采用刮宫手术，又不能接受上面介绍的"药物刮宫"后引起的撤退性再失血，这时应怎样处理呢？

这样的患者应该住院治疗。上面介绍的一般止血药物及支持疗法皆应用上。医生给予肌内注射大剂量苯甲酸雌二醇（因剂量大，口服时易有恶心、呕吐反应），每日 2 ~ 3 次。根据流血量的变化，可再增减剂量。患者或家属应将所用的会阴垫都保留在一个塑料袋里，让医生亲自过目后再扔掉。剂量恰当时，流血应渐减少，2 ~ 3 天起，医生要逐渐减少苯甲酸雌二醇的用量，约 20 天后，再次用黄体酮行药物刮宫止血。在用苯甲酸雌二醇的 20 天内，要积极地通过服铁剂加强营养，或输血，使血色素上升至 80 ~ 90 g/L，能经受撤退性出血时的失血。

由此可见，先使内膜生长，然后使内膜脱落，仅是权宜之计。采用这种方法止血时，患者应严格按医嘱用药。若随便停用或忘记用 1 ~ 2 天，中途会造成再出血而使治疗失败。

## 如何用成药、便方治疗青春期子宫出血

（1）中成药

①六味地黄丸，每服 6g，日服 3 次（适用于肝肾阴虚者）。

②归芍地黄丸，每服 6g，日服 3 次（适用于阴亏血虚者）。

③河车大造丸，每服 9g，日服 2 次（适用于肝肾精亏者）。

④参鹿膏，每服 30 ~ 50g，日服 2 ~ 3 次（适用于肝肾气血俱亏者）。

⑤知柏地黄丸，每服 6g，日服 3 次（适用于阴虚火旺者）。

⑥固经丸，每服 6g，日服 3 次（适用于血热妄行者）。

⑦宫血宁胶囊，每服 3 丸，日服 3 次（适用于热瘀为患者）。

⑧人参归脾丸，每服 9g，日服 2 次（适用于气虚不摄者）。

⑨补肾益气丸，每服 3g，日服 3 次（适用于脾肾不足者）。

（2）简便验方

①旱莲草、地榆炭、黄芩各 15g。水煎服。

②向日葵花盘，炒炭研为细末，每次 3g，日服 3 次（上方属热者均可使用）。

③党参、黄精各 24 克，炒升麻、乌贼骨、甘草各 10g。水煎服（适用于脾气不足者）。

④鹿角霜 15g，补骨脂 18 克，煅牡蛎 30g。水煎服（适用于脾肾阳虚者）。

⑤生地 15g，旱莲草、山萸肉各 12g，阿胶珠 10g，煅牡蛎 30g。水煎服（适用于肝肾阴虚者）。

（3）饮食疗法

①鲜小蓟、生藕各 30g，木耳 70g。做汤食用。

②鲜藕、鲜生地各 30g，粳米 100g。煮粥食用。

③鲜荷叶、藕节各 30g，白糖适量。水煎代茶饮（上方适用于血热妄行者）。

④黄芪 15g，山药、核桃仁、大枣、莲子各 30g，粳米 100g，煮粥食用（适用于脾肾虚者）。

⑤山药、红枣各 30g，桂圆肉 15g，大米 100g。煮粥食用（适用于脾虚者）。

⑥猪腰子1对，木耳20g，续断、旱莲草各30g。煮熟食肉喝汤（适用于肝肾阴虚者）。

⑦血余炭10g，黄酒冲服，每日服3次（适用于各型室女崩漏）。

## 🧑‍⚕️ 室女经来复止可用哪些成药便方调治

（1）中成药

①乌鸡白凤丸，每服9g，日服2次。

②河车大造丸，每服9g，日服2次（上方适用于肾虚精亏者）。

③龟鹿八珍丸，每服6g，日服3次（适用于肝肾不足，气血亏虚者）。

④知柏地黄丸，每服6g，日服2次（适用于阴虚火旺者）。

⑤凉膈散，每服6g，日服2次（适用于三焦热盛者）。

⑥艾附暖宫丸，每服9g，日服3次（适用于寒湿凝滞者）。

（2）简便验方

①茜草30g，赤芍15g。水煎服（适用于实热者）。

②生地15g，山萸肉、丹皮、益母草各12g。水煎服（适用于虚热者）。

③大黄、黄柏、枳壳各3克，生地、赤白芍各6g。共为细末，每服3g，日服3次（适用于下焦实热者）。

④紫河车、菟丝子各 15g，淫羊藿、泽兰各 10g。共为细末，每服 3g，日服 2 次（适用于肾精亏虚者）。

⑤艾叶、鸡血藤各 30g。水煎服（适用于寒湿凝滞者）。

（3）饮食疗法

①鳖 1 只，瘦猪肉 100g。煮熟食用。

②鲜生地 60g，粳米 100g。煮粥食用（上方适用于虚热者）。

③茜草、元参各 15g。代茶饮（适用于实热者）。

④白鸽 1 只，鳖 1 只。煮熟食用（适用于肝肾不足者）。

⑤枸杞子、核桃肉、山药各 50 克，粳米 200g。煮粥食用（适用于肾精不足者）。

⑥艾叶 50g，鸡蛋 6 枚。煮熟后去皮再煮 30min，每次 1 枚，每日 3 次。

⑦附子 6g，肉桂、川椒、大茴香各 10g，羊肉 200g。做汤食用。

⑧生姜 20g，大枣 50g，红糖适量。代茶饮（上方适用于寒湿凝滞者）。

（4）针灸疗法

①体穴：三阴交、阴陵泉、中极、太冲、血海、命门、关元。每次取 3 ~ 4 穴针刺，或配用艾灸。

②耳穴：子宫、肝、肾、内分泌、卵巢。每次取 2 ~ 3 穴针刺，

或用埋针治疗。

## 如何选用简易方法治疗人流后出血

（1）中成药

①人参归脾丸，每服 6g，日服 3 次（适用于以脾气不足为主者）。

②补肾益气丸，每服 3g，日服 3 次。

③全鹿丸，每服 9g，日服 2 次（上方适用于脾肾不足者）。

④益母膏，每服 15 ~ 20g，日服 3 次。

⑤生化汤合剂，每服 10ml，日服 3 次（上方适用于瘀血内阻，血不归经者）。

⑥震灵丸，每服 9g，日服 2 次（适用于气滞血瘀者）。

（2）简便验方

①黄芪 30g，鹿角霜 12g，乌贼骨、陈棕炭各 10g。水煎服（适用于脾肾不足者）。

②白芍 15g，香附 12g，生熟蒲黄、艾叶炭各 10g。水煎服（适用于气滞血瘀者）。

③仙鹤草、煅龙牡各 30g，乌贼骨 15g。水煎服（适用于各型人流后出血不止者）。

（3）饮食疗法

①黄芪、木耳各 15g，藕、黑豆各 30g，瘦猪肉 200g。做汤食用。

②猪腰子 1 对，核桃肉、莲子各 50 克，续断、桑寄生、黄芪各 15g。同煮熟后食肉喝汤（适用于脾肾不足者）。

③益母草、艾叶各 30g，鸡蛋 6 枚。同煮熟后鸡蛋去皮，再煮 20min。食蛋喝汤（适用于血瘀而有寒者）。

（4）针灸疗法

①体穴：隐白、血海、关元、气海、足三里、阳陵泉、命门、肾俞、脾俞。每次取 3 ~ 4 穴针刺或配用艾灸。

②耳穴：子宫、腹、肾、脾。每次取 2 ~ 3 穴针刺。

## 年未老经断不行可用哪些简便方法治疗

（1）中成药

①十全大补丸，每服 6g，日服 3 次。

②妇科养荣丸，每服 6g，日服 3 次（上方适用于气血不足者）。

③归芍地黄丸，每服 9g，日服 2 次（适用于肝肾阴血不足者）。

④河车大造丸，每服 9g，日服 3 次（适用于肝肾精亏者）。

⑤六君子丸，每服 6g，日服 3 次（适用于痰湿阻滞者）。

⑥十二温经丸，每服 9g，日服 2 次（适用于痰瘀互结者）。

（2）简便验方

①黄芪 30g，枸杞子、桑椹子各 15g，当归、鸡血藤各 12g。水煎服（适用于气血不足者）。

②黄精 18g，何首乌 15g，白术、白芍、香附各 12g。水煎服。

③女贞子、山萸肉各 15g，枸杞子、紫河车各 20g，淫羊藿 12g，泽兰、红花各 6g。水煎服（上方适用于肝肾不足者）。

④鹿角胶、肉苁蓉、菟丝子各 15g。共为细末，每服 3g，日服 3 次（适用于肾精不足者）。

（3）饮食疗法

①当归、黄芪各 30g，生姜 60g，羊肉 250g。煮熟食用喝汤（适用于气血不足者）。

②黄芪、枸杞各 30g，白鸽 1 只。煮熟后食用。

③枸杞子 30g。代茶饮，每日 1 次。

④鳖 1 只，白鸽 1 只。煮熟食用（适用于肝肾不足者）。

⑤鸡血藤 30g，红糖 100g。水煎代茶饮（适用于血虚挟瘀者）。

⑥冬瓜 250g，苡仁、砂仁各 10g，肉桂 3g。做汤菜食用（适用于脾虚痰阻者）。

（4）针灸疗法

①体穴：关元、血海、足三里、肾俞、肝俞、脾俞、关元俞、神门。每次取 3 ～ 4 穴针刺，或合用艾灸。

②耳穴：子宫、卵巢、内分泌、肝、肾、脾、胃、脑点。每次取 2 ～ 3 穴针刺或埋针治疗。

# 中医怎样调治服避孕药后子宫出血

大多数女性在服用避孕药期间，月经无明显异常，但也有少数女性在服避孕药期间可出现子宫出血，西医称为"突破性出血"。这种出血是子宫内膜坏死、脱落所致。

服避孕药所致子宫出血与避孕药的剂量不足及个体差异等有关。中医主要责之于肝肾不足，气血亏虚。

（1）肝肾不足：素体肝肾不足，或房劳多产，或流产等损伤肝肾，肾失封藏而致子宫出血。

（2）气血亏虚：素体脾虚气弱，或多次流产等损伤气血，以致气血亏虚，固摄失职而出现子宫出血。

本病以虚为主，临证当分清属肝属肾，在气在血之不同，治疗以滋补肝肾，补气养血为主。

（1）肝肾不足：服避孕药后阴道出血，量或多或少，色红、质稀。头晕目眩，耳鸣，腰膝酸软无力。舌红，苔薄，脉沉细。治宜滋肝益肾，调经止血。首选方药为左归丸（《景岳全书》）合二至丸（《医方集解》）：熟地24g，旱莲草15g，山药、山萸肉，枸杞子、鹿角胶、龟板胶、菟丝子、女贞子各12g，牛膝9g。方中可加茜草、小蓟、地榆各12g，以止血；加三七粉（冲）3g，丹皮10g，以活血止血。

参考方药：知柏地黄汤。熟地、山药各15g，丹皮、茯苓、山萸肉、泽泻各10g，盐知母、盐黄柏各6g。（适用于阴虚火旺者）。

（2）气血不足：服避孕药后阴道出血，量或多或少，淋漓不净，色淡，质稀薄。面色苍白，神疲乏力，食欲不振。舌淡；苔薄，脉细或濡弱。治宜益气补血，调经止血。首选方药为《校注妇人良方》归脾汤。方见本书第138问"怎样辨证治疗青春期经乱？"方中可加炒升麻10g，棕榈炭12g，仙鹤草、乌贼骨各15g，以止血。

参考方药：八珍汤。当归、白芍药、熟地黄、茯苓、白术各12g，党参、川芎各10g，甘草6g（适用于气血不足，出血较少者）。

第6章

# 预防保健
## 注重养护，远离疾病

# 排卵正常也会得"功血"吗

一般说来，排卵正常的育龄期女性患功能性子宫出血的很少。在少数排卵正常而又患有"功血"的病人中，她们月经的表现有如下两种情况：

（1）月经量多，月经周期及持续时间皆正常。

（2）经间出血，即月经间隔期有少量血性分泌物，持续天数不等。若将出血时间与基础体温记录相对照，可发现这种经间出血可出现在月经后（即经期延长），月经前（即经前出血）及排卵前后（即围排卵期）出血。

为什么规则排卵的女性会出现月经量多？许多研究者从血内生殖激素的浓度，内膜生殖激素受体，内膜血管密度、凝血因子等方面进行了探索，皆未发现异常。最终发现这些患者子宫内膜局部前列腺素组分异常及纤维蛋白溶解系统功能过强。

前列腺素是一组脂肪酸化合物，它调节着血管的收缩与扩张及血小板的止血功能。前列腺素组分异常，血管易于扩张，血小板止血功能减弱，出血量即增多。

纤维蛋白溶解系统是防止血液在血管内凝固、形成血栓（会使血管堵塞，脏器缺血坏死的物质），但功能过强时，出血部位不易形成血块而止不住血。

## 经期保健应注意哪些问题

（1）清洁卫生：经期要保持外阴清洁，每晚用温开水擦洗外阴，不宜洗盆浴或坐浴，应以淋浴为好；卫生巾、纸要柔软清洁，最好高压消毒（有商品市售）使用；月经带、内裤要勤换、勤洗，以减轻血垢对外阴及大腿内侧的刺激，洗后开水烫一下，并在太阳下晒干后备用；月经垫子宜用消毒纱巾及卫生纸。大便后要从前向后擦拭，以免脏物进入阴道，引起阴道炎或子宫发炎。

（2）调节情志：中医学认为，情志异常是重要的致病因素之一，而精神情绪对月经的影响尤为明显。故经期一定要保持情绪稳定，心情舒畅，避免不良刺激，以防月经不调。

（3）劳逸结合：经期可照常工作、学习，从事一般的体力劳动，可以促进盆腔的血液循环，从而减轻腰背酸痛及下腹不适，但应避免重体力劳动与剧烈运动，因过劳可使盆腔过度充血，引起月经过多、经期延长及腹痛腰酸等；并保证充足睡眠，以保持充沛精力。

（4）饮食有节：月经期因经血的耗散，更需充足的营养；饮食宜清淡温和，易于消化，不可过食生冷，因寒使血凝，容易引起痛经，以及月经过多或突然中断等。不可过食辛辣香燥伤津食物，减少子宫出血。要多喝开水，多吃水果、蔬菜、保持大便通畅。

（5）寒暖适宜：注意气候变化，特别要防止高温日晒，风寒雨淋，或涉水、游泳，或用冷水洗头洗脚，或久坐冷地等。

（6）避免房事：月经期，子宫内膜剥脱出血，宫腔内有新鲜创面，宫口亦微微张开一些，阴道酸度降低，防御病菌的能力大减。如此时行房，将细菌带入，容易导致生殖器官发炎。若输卵管炎症粘连，堵塞不通，还可造成不孕症。也可造成经期延长，甚至崩漏不止。因此，女性在行经期间应禁止房事，防止感染。

（7）勿乱用药：一般女性经期稍有不适，经后即可自消，不需用药，以防干扰其正常过程。若遇有腹痛难忍或流血过多，日久不止者，需经医生检查诊治为妥，不要自己乱投药饵。

（8）作好记录：要仔细记录月经来潮的日期，推算下月来潮日期的情况，便于早期发现月经不调、妊娠等。